AF296690

T̶a 34 35

(Le [illegible] est [illegible] ~~3355~~ / At)

T ~~3355~~. / At

TRAITÉ COMPLET

DE

L'ANATOMIE, DE LA PHYSIOLOGIE

ET DE LA PATHOLOGIE

DU

SYSTÈME NERVEUX CÉRÉBRO-SPINAL.

PARIS. IMPRIMÉ PAR BÉTHUNE ET PLON.

TRAITÉ COMPLET

DE

L'ANATOMIE, DE LA PHYSIOLOGIE

ET DE LA PATHOLOGIE

DU

SYSTÈME NERVEUX CÉRÉBRO-SPINAL,

PAR M. FOVILLE,

Médecin en chef de la Maison royale de Charenton, chevalier de l'ordre royal de la Légion-d'Honneur, ancien médecin en chef de l'Asile des Aliénés de la Seine-Inférieure, ancien élève interne des hôpitaux de Paris, membre de l'Académie des Sciences, Belles-Lettres et Arts de la ville de Rouen, de la Société d'émulation de la même ville, de la Société anatomique et de la Société ethnologique de Paris, de la Société médicale des hôpitaux de Saint-Thomas et de Guy de Londres, de la Société médicale de Bruxelles.

PREMIÈRE PARTIE.

ANATOMIE.

ATLAS,

PAR MM. ÉMILE BEAU ET F. BION.

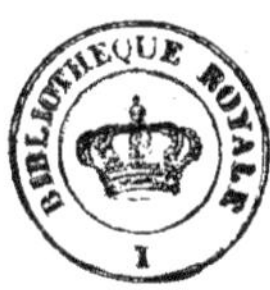

PARIS.

FORTIN, MASSON ET Cⁱᵉ, LIBRAIRES-ÉDITEURS,
PLACE DE L'ÉCOLE-DE-MÉDECINE, 1.

MÊME MAISON, CHEZ L. MICHELSEN, A LEIPZIG.

M DCCC XLIV.
1843

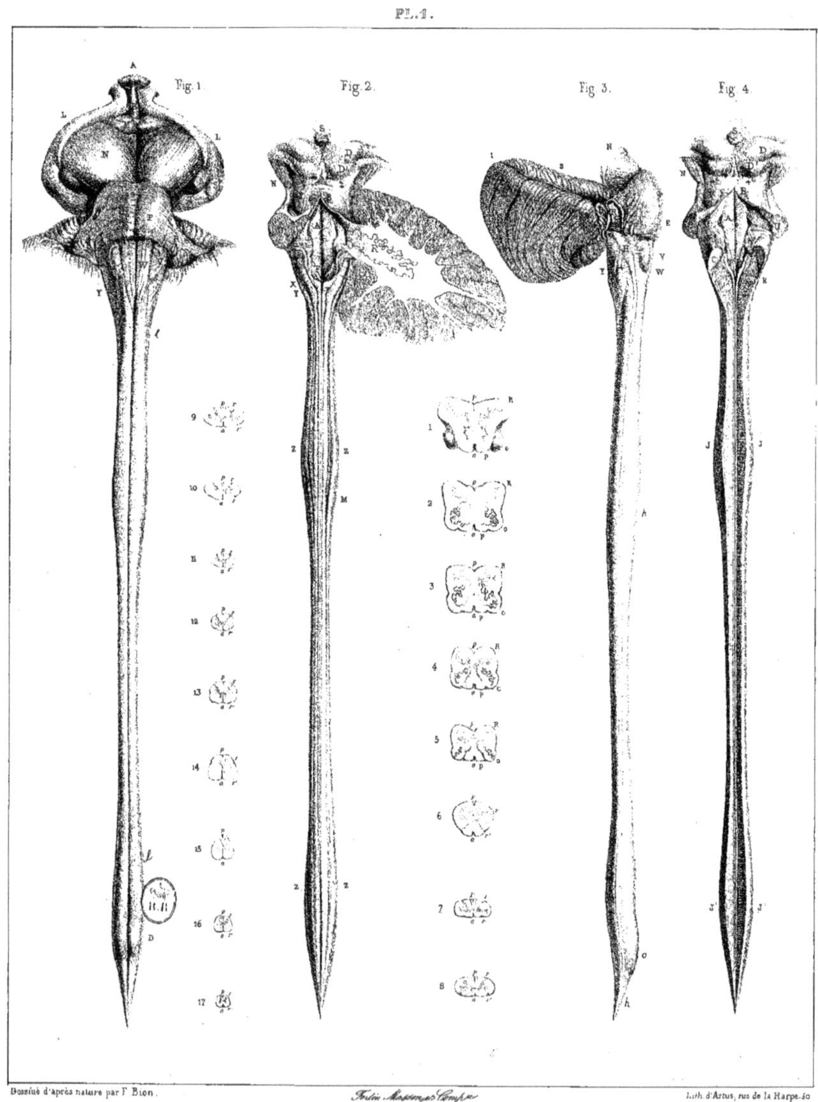
Pl. 1.
Fig. 1.
Fig. 2.
Fig. 3.
Fig. 4.
Dessiné d'après nature par F. Bion.
Imp. Monrocq & Compie.
Lith. d'Astus, rue de la Harpe. 50

PLANCHE 1.

Cette planche représente différentes vues de la moelle épinière et de la moelle allongée; elle donne aussi une série de coupes transversales de la moelle épinière depuis son extrémité lombaire jusqu'à la protubérance annulaire.

FIGURE 1re.

Cette figure représente la face antérieure de la moelle épinière, de la moelle allongée, de la protubérance annulaire, des pédoncules cérébelleux et des pédoncules cérébraux d'un nouveau-né, jusques et y compris les tractus optiques, la tige pituitaire, et le corps du même nom.

A, corps pituitaire. B, tige pituitaire. L L, tractus optiques. M, éminences mamillaires. N, pédoncules cérébraux. +, espace triangulaire intermédiaire aux pédoncules cérébraux. S, corps géniculé interne. S', corps géniculé externe. T, partie postérieure du cotylédon ventriculaire de la couche optique. P, protubérance annulaire. R, prolongement de cette protubérance dans le pédoncule cérébelleux. V, éminence olivaire. W, pyramide antérieure. Y, corps restiforme. *l l*, sillon antérieur de la moelle épinière. D, saillie en olive de la région antérieure du renflement lombaire.

FIGURE 2e.

Cette figure représente une vue postérieure de la moelle épinière et de la moelle allongée d'un nouveau-né, jusques et compris les tubercules quadrijumeaux et la glande pinéale. Le cervelet a été divisé sur la ligne médiane ; son hémisphère gauche a été excisé, et le droit coupé d'avant en arrière de manière à montrer au centre de sa substance blanche l'enceinte festonnée du corps rhomboïdal ; le plancher du ventricule cérébelleux est à découvert.

S, glande pinéale. D, tubercules quadrijumeaux antérieurs. D', tubercules quadrijumeaux postérieurs. + +, lieux d'origine des nerfs pathétiques. Y, régions postérieures du tronçon pédonculaire du cerveau. N, région antérieure ou fasciculée du même tronçon pédonculaire. B, valvule de Vieussens fendue sur la ligne médiane. U, coupe du pédoncule cérébelleux. A, F, plancher du ventricule cérébelleux : on voit de droite à gauche la surface de ce plancher traversée par des tractus nerveux allant jusqu'à la ligne médiane. A F, relief longitudinal du faisceau moyen de la moelle allongée le long de la ligne médiane de ce plancher ventriculaire. On voit en bas le calamus scriptorius et à sa pointe l'orifice du ventricule de la moelle. R, corps rhomboïdal. X, corps ou faisceau restiforme. Y, pyramides postérieures ; le sommet de ces pyramides se continue à droite et à gauche de la ligne médiane en un petit faisceau distinct qu'on peut suivre jusque dans la région lombaire de la moelle. Z Z Z Z, lignes d'origine des racines postérieures des nerfs spinaux. M, faisceau latéral de la moelle épinière.

FIGURE 3e.

Cette figure représente une vue latérale de la moelle épinière, de la moelle allongée et du cervelet d'un nouveau-né. Son objet principal est de faire voir sur la face latérale de la moelle épinière un petit faisceau qu'on peut suivre sans interruption depuis l'extrémité effilée du renflement lombaire jusque dans le pédoncule cérébelleux, qu'il pénètre.

Dans la moelle épinière du nouveau-né ce petit faisceau se distingue, par sa couleur franchement blanche, des parties voisines, qui sont d'un gris tendre et transparent.

N, pédoncule cérébral. I S C, hémisphère cérébelleux. B, lobule cérébelleux auquel tient le nerf auditif. R, faisceau externe du pédoncule cérébelleux. Cette région du pédoncule cérébelleux a été dépouillée d'un ruban fibreux oblique qui le revêtait. Ce ruban oblique a été relevé pour laisser voir, en *h*, l'endroit où le petit faisceau latéral de la moelle épinière entre dans le pédoncule cérébelleux. E, protubérance annulaire. H *h' h'*, petit faisceau latéral de la moelle épinière. V, éminence olivaire. W, pyramide antérieure de la moelle allongée. Y, corps restiforme. O, saillie en olive de la partie antérieure du renflement lombaire.

FIGURE 4e.

Cette figure représente une vue postérieure de la moelle épinière, sur laquelle les faisceaux restiformes ont été coupés de chaque côté du calamus scriptorius.

Depuis le niveau de cette section jusqu'à l'extrémité de la région lombaire de la moelle, ces faisceaux postérieurs ont été enlevés jusqu'à l'axe de la moelle.

S, glande pinéale. D D', tubercules quadrijumeaux. + +, origine des pathétiques. B, valvule de Vieussens. Y, région postérieure ; N, région antérieure du tronçon pédonculaire du cerveau. U, coupe du pédoncule cérébelleux. C, coupe du corps restiforme Y'. A', faisceau latéral saillant à la surface du plancher du ventricule cérébelleux. F, calamus. Depuis la pointe de ce calamus jusqu'à l'extrémité du renflement lombaire on voit se prolonger deux petits faisceaux conjugués sur la ligne médiane. Ces petits faisceaux font partie de l'axe de la moelle épinière. Dans toute la longueur de cet axe, on en voit partir à droite et à gauche de nombreuses stries transversales qui vont de l'axe aux parties excentriques de la moelle. E, faisceau latéral. J J, renflement brachial. J' J', renflement lombaire.

Coupes de la moelle. — Dans l'intervalle des figures 1 et 2, et dans celui des figures 2 et 3, sont alignées 17 coupes de la moelle épinière.

Le n° 1 représente une coupe de la moelle allongée faite au-dessus des éminences olivaires et au contact de la protubérance. Dans cette figure et dans celle des n° 2, 3, 4, 5, la lettre *p* indique toujours le sillon postérieur. La lettre *a*, le sillon antérieur.

R, le corps restiforme. O, l'olive. P, la pyramide antérieure. A partir de la figure n° 7 jusqu'à celle n° 17 (inclusivement) *r'* indique le lieu d'origine des racines antérieures des nerfs spinaux, *r* indique le lieu d'origine des racines postérieures. Les lettres *a p* continuent à désigner le sillon antérieur et le sillon postérieur.

Dans la coupe du n° 5 et dans les suivantes jusqu'à celle du n° 15 inclusivement), on voit sur la ligne médiane un point noir qui représente la lumière du ventricule de la moelle.

PLANCHE 2.

Cette planche contient six figures destinées à éclairer la structure du tronçon nerveux qui unit la moelle épinière au cervelet et au cerveau. Trois de ces figures sont spécialement consacrées à faire comprendre comment s'opèrent les entrecroisements qui ont lieu entre les deux moitiés symétriques de ce tronçon nerveux.

FIGURE 1re.

Cette figure est destinée principalement à faire voir la continuation du faisceau postérieur de la moelle épinière dans le faisceau restiforme de la moelle allongée ; la continuation de ce dernier dans la région postérieure ou supérieure du tronçon pédonculaire du cerveau, la combinaison des tubercules quadrijumeaux, du cotylédon ventriculaire de la couche optique, et celle du tractus optique avec cette partie postérieure ou supérieure du tronçon pédonculaire du cerveau.

Pour montrer clairement la continuité de cette région postérieure du tronçon pédonculaire avec le faisceau postérieur de la moelle, on a coupé le pédoncule externe du cervelet très-près de la protubérance, et on a enlevé avec lui la plus grande partie de la masse cérébelleuse.

F, sommet de l'insula. C, petite région de la circonvolution de l'ourlet. +, surface correspondant à la tubérosité temporale de la circonvolution de l'ourlet, qu'on a enlevée. I *j j*, olfactif avec ses deux racines blanches. A, quadrilatère perforé. K, chiasma des optiques. L, tractus optique. S S, corps géniculés. T, cotylédon ventriculaire de la couche optique. D, tubercules quadrijumeaux. Y', région postérieure du tronçon pédonculaire du cerveau. N, région antérieure ou fasciculée du même tronçon pédonculaire. M, éminences mamillaires. K', tige pituitaire. P P, protubérance annulaire. U U, coupe des prolongements de cette protubérance qui forment la région externe du pédoncule cérébelleux. U', coupe des faisceaux internes du pédoncule cérébelleux. H, nerf de la cinquième paire prolongé à travers le faisceau externe du pédoncule cérébelleux jusqu'au faisceau postérieur de la moelle allongée avec lequel il se combine. E, coupe d'une racine du nerf auditif. Y, corps restiforme. V, éminence olivaire. W, pyramide antérieure de la moelle.

FIGURE 2e.

Cette figure est encore destinée à montrer les prolongements du faisceau postérieur de la moelle dans la région postérieure du tronçon pédonculaire du cerveau, et de plus le passage de quelques fascicules du faisceau postérieur de la moelle dans les arcs transverses supérieurs de la protubérance annulaire.

Y, E, U', diverses régions du faisceau postérieur. H, fascicules passant du faisceau postérieur dans les arcs transverses les plus élevés de la protubérance. N, P, U, V, W, *ut supra*.

FIGURE 3e.

Cette figure est destinée principalement à montrer les prolongements des racines du trijumeau et de l'auditif.

D, N, P, V, W, Y, *ut supra*. H, nerf trijumeau. H', petite portion de ce nerf. R R', grosse racine de ce nerf allant au faisceau postérieur et à la protubérance. QQ' couches fibreuses combinées avec ce nerf. E, nerf auditif. e, fibres d'union de ce nerf avec le trijumeau.

FIGURE 4e.

Cette figure représente l'écartement sur la ligne médiane en arrière des deux moitiés congénères de la moelle allongée. Au fond de cet écartement on voit du haut au bas de la moelle allongée une suite de petits faisceaux s'entrecroisant de droite à gauche. Dans cette même figure où l'on a retranché le cervelet le moignon du pédoncule cérébelleux a été disséqué avec le plus grand soin ; les trois éléments principaux de ce pédoncule sont rendus fort distincts par cette dissection. T T' couche optique. R R, corps géniculés. D D, tubercules quadrijumeaux. S, glande pinéale divisée sur la ligne médiane. J, aqueduc de Sylvius ouvert sur la ligne médiane. N N, Région fasciculée du pédoncule. U U' U″, faisceau interne, faisceau moyen, faisceau externe du pédoncule cérébelleux. E, racine de l'auditif. Y, corps restiforme. X, pyramide postérieure. L, sillon postérieur de la moelle épinière. F, pointe du calamus : de cette pointe jusqu'en C' on voit en C C les entrecroisements des deux moitiés de la moelle allongée.

FIGURE 5e.

Cette figure représente à la face antérieure de la moelle allongée la terminaison des entrecroisements vus par derrière dans toute leur étendue dans la figure précédente.

P, V, Y, *ut supra*. W, pyramide antérieure gauche. W', fascicules de la pyramide antérieure gauche passés dans le côté droit de la moelle épinière. B, faisceau antérieur. B' faisceau latéral de cette moelle.

FIGURE 6e.

Cette figure représente, sur la moitié gauche de la moelle allongée, la dissection de la région fasciculée du pédoncule cérébral. Tous les faisceaux de cette région du pédoncule, au lieu de converger vers le sommet de la pyramide se rendent successivement à la ligne médiane pour s'entrecroiser avec leur congénères et remonter après cet entrecroisement dans le faisceau moyen de l'autre côté qu'ils constituent. K, chiasma. K', tige pituitaire. A, quadrilatère perforé. T, T, S, tractus optique, couche optique, corps géniculés. M, éminences mamillaires. N N', faisceaux de la région fasciculée du pédoncule. W, pyramide antérieure. V, éminence olivaire. Y, Z, faisceau postérieur. O, noyau cérébelleux.

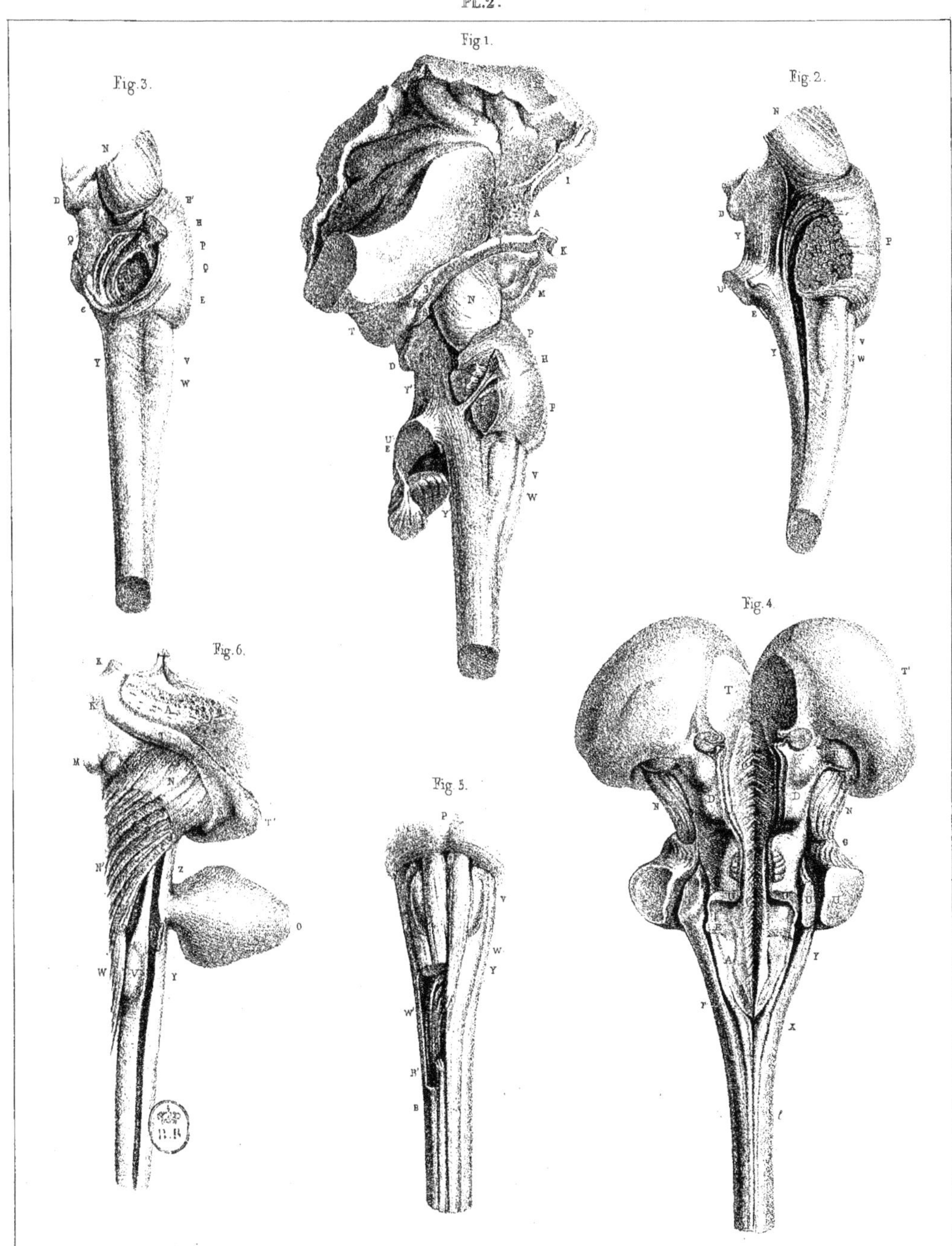
Fig 1.
Fig.3.
Fig.2.
Fig.4.
Fig.6.
Fig 5.

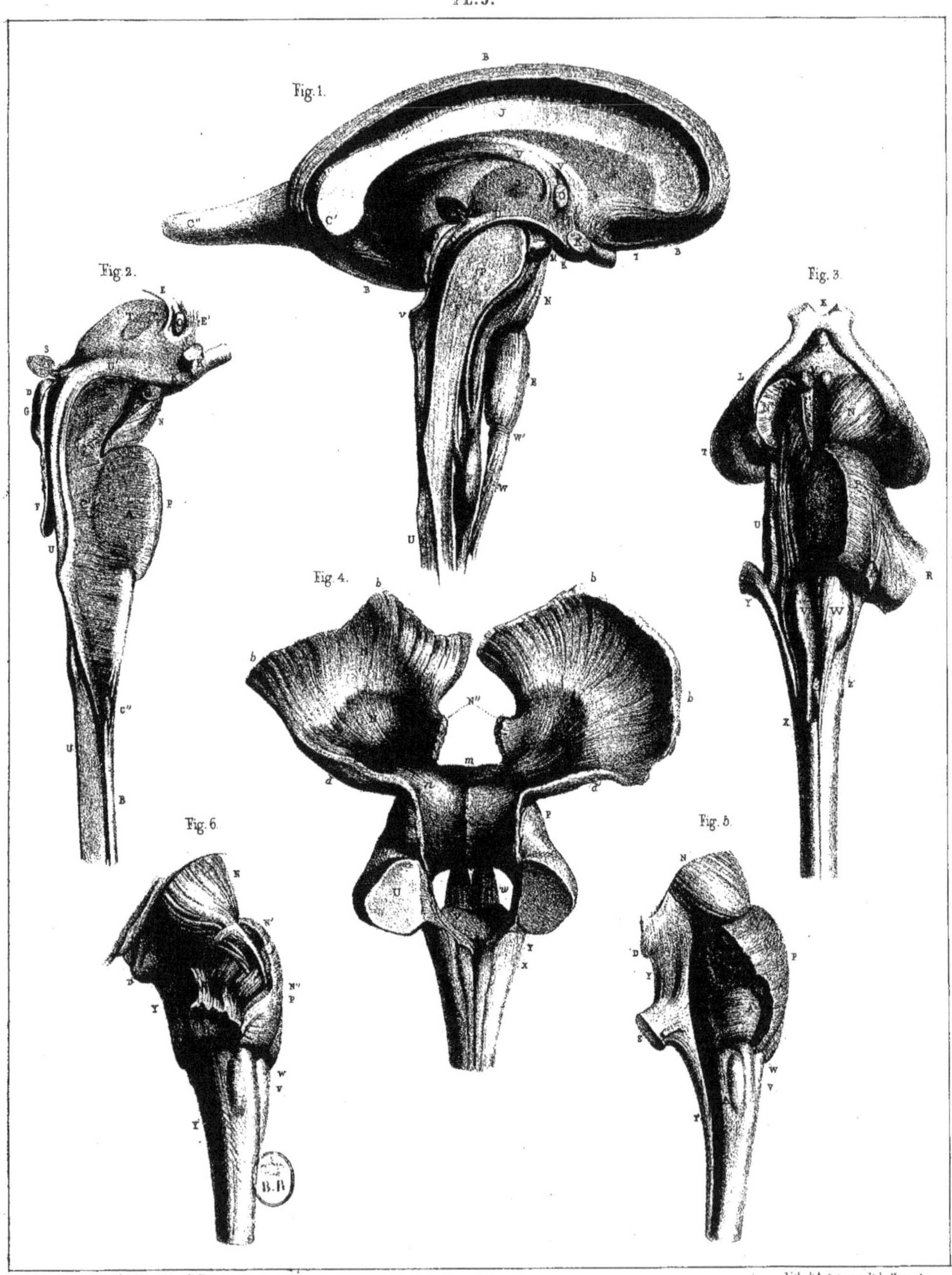

Fig. 1.
Fig. 2.
Fig. 3.
Fig. 4.
Fig. 5.
Fig. 6.

PLANCHE 3.

Cette planche contient six figures destinées, comme toutes celles de la planche 2, à faire comprendre la structure du tronçon nerveux intermédiaire à la moelle épinière et au cerveau. En général les figures de la planche 3 représentent les parties les plus profondes de la moelle allongée. L'une de ces figures, la première, donne, en sus d'une dissection de la moelle allongée, une coupe médiane du noyau cérébral ; elle montre même, en dehors de ce noyau, le cercle fibreux de l'ourlet qui appartient à l'hémisphère.

FIGURE 1re.

B B B, grande région du cercle fibreux de l'ourlet. I, olfactif. C J C', coupe médiane du corps calleux. C″, prolongement conoïde postérieur du noyau cérébral. +, lieu de concours de l'extrémité antérieure du ruban fibreux de l'ourlet avec le cercle fibreux de l'orifice ventriculaire. L, R V V′ V‴, diverses régions du cercle fibreux de l'orifice ventriculaire. B′, lieu d'union de ce cercle fibreux avec le ruban fibreux de l'ourlet sous le bourrelet postérieur du corps calleux. O, coupe médiane de la commissure antérieure. T, partie convexe du cotylédon ventriculaire de la couche optique. T′, partie plane du même cotylédon. S, coupe médiane de la glande pinéale. D, tubercules quadrijumeaux. K, coupe du chiasma. K′, tuber cinereum. M, éminence mamillaire. U U′, faisceau postérieur de la moelle épinière. P, faisceau moyen. N, région fasciculée du pédoncule cérébral faisant suite au faisceau antérieur de la moelle. E, e, division de cette région fasciculée dans la protubérance. F, olive. W, pyramide antérieure. W′, étranglement circulaire de cette pyramide au contact de la protubérance.

FIGURE 2e.

Division sur la ligne médiane de la moelle allongée. E E′, piliers antérieurs de la voûte. O, commissure antérieure. K, chiasma. K′, tige pituitaire. T Y, face plane et commissure molle de la couche optique. M, éminence mamillaire. N, région fasciculée du pédoncule. S, glande pinéale. D, tubercules quadrijumeaux. G, aqueduc de Sylvius. F, valvule de Vieussens. U U U′, faisceau postérieur de la moelle allongée. B, faisceau antérieur de la moelle épinière. P, protubérance. Dans toute la grande surface + +′ C A C′ jusqu'en C″ on remarque des stries dirigées du voisinage des parties antérieures au voisinage des parties postérieures de la moelle allongée. Toutes ces stries ont rapport aux entrecroisements établis entre les deux moitiés de la moelle allongée. On voit en C″ la coupe d'un gros faisceau d'entrecroisement de la pyramide antérieure. Au-dessus du signe +′; on voit également la coupe de faisceaux assez gros qui s'entrecroisaient dans cette region.

FIGURE 3e.

Cette figure est destinée, avec la précédente et avec les trois dernières figures de la planche 2, à faire comprendre le mécanisme des entrecroisements de la moelle allongée. K, chiasma. L T S, tractus et couche optique, corps géniculé. K′, tige pituitaire. M, éminence mamillaire. N, région fasciculée du pédoncule gauche. N′, coupe de la région fasciculée du pédoncule droit au niveau du tractus optique. U, débris du faisceau postérieur. O O, fibres du faisceau moyen. Ces fibres, qui procèdent par entrecroisement de la région fasciculée, de l'autre côté se portent de la ligne médiane en dehors et en arrière dans le faisceau moyen de la moelle épinière. V, olive. X Y, corps restiforme. W, pyramide antérieure. P, moitié gauche de la protubérance. E, nerf auditif. R, pédoncule cérébelleux. Z, coupe du sommet de la pyramide droite.

FIGURE 4e.

Dans la préparation qui a servi de modèle à cette figure on a enlevé en arrière de la région fasciculée du pédoncule le faisceau moyen et le faisceau postérieur du tronçon pédonculaire. Cette séparation a été poursuivie par en bas jusqu'au niveau de la pointe du calamus. On a laissé une partie de l'éventail fibreux par lequel la région fasciculée du pédoncule se prolonge dans le noyau cérébral.

b b b b N′, prolongements en éventail de la région fasciculée dans le noyau cérébral. N O, face profonde de la région fasciculée en contact avec le corps noir de Sœmmering. N″, coupe de quelques faisceaux de la région fasciculée qui s'entrecroisaient sur la ligne médiane. d d′, convexité externe de la région fasciculée. m, bord supérieur de la protubérance. n, partie profonde de la protubérance procédant de la région fasciculée du pédoncule. C, raphé postérieur de la protubérance dans lequel s'entrecroisent des fibres de la région fasciculée. On voit à droite et à gauche, en dehors de ce raphé, une gouttière que remplissait le faisceau latéral ou moyen. P, bord externe de la protubérance. U, coupe du pédoncule cérébelleux. W, face profonde des pyramides antérieures. V, coupe des olives. F, pointe du calamus. X, pyramides postérieures. Y, corps restiforme.

FIGURE 5e.

En même temps qu'elle montre en dehors la séparation du faisceau moyen, indiqué par les lettres A A A, d'avec le faisceau postérieur, dont les lettres Y Y S D marquent différentes régions, cette figure fait voir en A′ des fibres du faisceau moyen détournées dans la protubérance et formant un plan profond de cette région. N P V W, ut supra.

FIGURE 6e.

On voit dans cette figure la combinaison dans l'épaisseur de la protubérance des faisceaux N′ N″ de la région fasciculée du pédoncule cérébral N, avec les faisceaux de la région fasciculée du pédoncule cérébelleux U U′. La signification des lettres D, Y, Y, V, W, P, ut supra.

PLANCHE 4.

Cette planche contient quatre figures. Ces quatre figures sont destinées à faire connaître la conformation extérieure du cervelet. Elles montrent que cet organe est composé d'une partie médiane, l'éminence vermiforme, à laquelle on distingue une région inférieure et une région supérieure; et de parties latérales, les hémisphères cérébelleux, dans lesquels on distingue aussi une région supérieure et une région inférieure. Les parties médianes du cervelet comme ses parties latérales sont formées par des replis transverses ; et tous ces replis , naissant sur la partie externe du pédoncule cérébelleux , concourent dans les éminences vermiformes.

FIGURE 1re.

Cette figure représente la face inférieure du cervelet relevée.

I, I, I, I, grande circonférence du cervelet. C, C, K, K, hémisphères cérébelleux. D D', éminence vermiforme inférieure. K K, lobe digastrique. B B, lobule attenant au nerf auditif. b b, racine de ce nerf. X, pyramide postérieure, pointe du calamus. y, corps restiforme. P, protubérance annulaire. l, moelle allongée coupée en travers.

FIGURE 2e.

Face supérieure du cervelet.

I, I, I, I, grande circonférence du cervelet. G, échancrure médiane postérieure de cette circonférence. S, Hémisphère cérébelleux. D, éminence vermiforme. B, tubercules quadrijumeaux. N N, tronçon pédonculaire du cerveau.

FIGURE 3e.

Cette figure représente une vue antérieure de la protubérance et du cer-velet. Elle fait voir de chaque côté tous les replis des hémisphères cérébelleux réunis sur la partie externe du pédoncule du cervelet.

N N, région fasciculée du pédoncule cérébral. P, protubérance. M, sillon médian de cette protubérance. Q, ruban fibreux oblique des côtés de cette protubérance. R, partie externe du pédoncule cérébelleux dans son état naturel. T, le même pédoncule dépouillé de la membrane nerveuse h h, qui le recouvrait et s'unissait, en dedans, au ruban fibreux oblique, Q, procédant du corps restiforme, en avant, au nerf trijumeau H, en arrière au nerf auditif O. A S S, parties supérieures de l'hémisphère. C E E C, parties inférieures de l'hémisphère. B, lobule attenant au nerf auditif. V, olive. W, pyramide. F, moelle épinière.

FIGURE 4e.

Cervelet vu de profil.

P, la protubérance occupe la partie la plus élevée de cette figure. N, tronçon pédonculaire du cerveau. V Y, moelle épinière. H, nerf trijumeau. Q, ruban fibreux oblique procédant du corps restiforme. S, partie supérieure de l'hémisphère. C, partie inférieure. + Réunion de plusieurs lames du cervelet au contact du pédoncule.

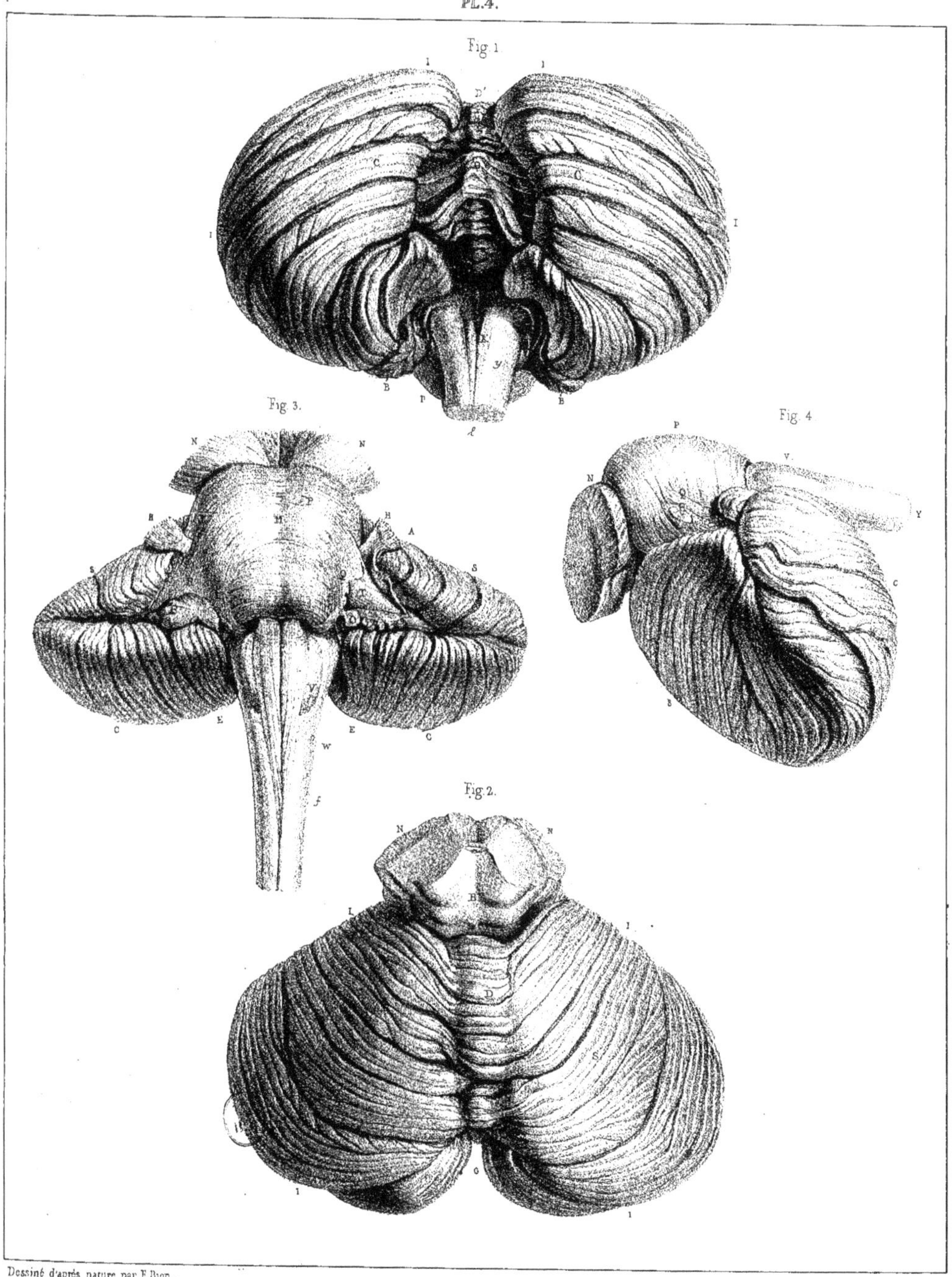

Fig. 1.
Fig. 3.
Fig. 4.
Fig. 2.

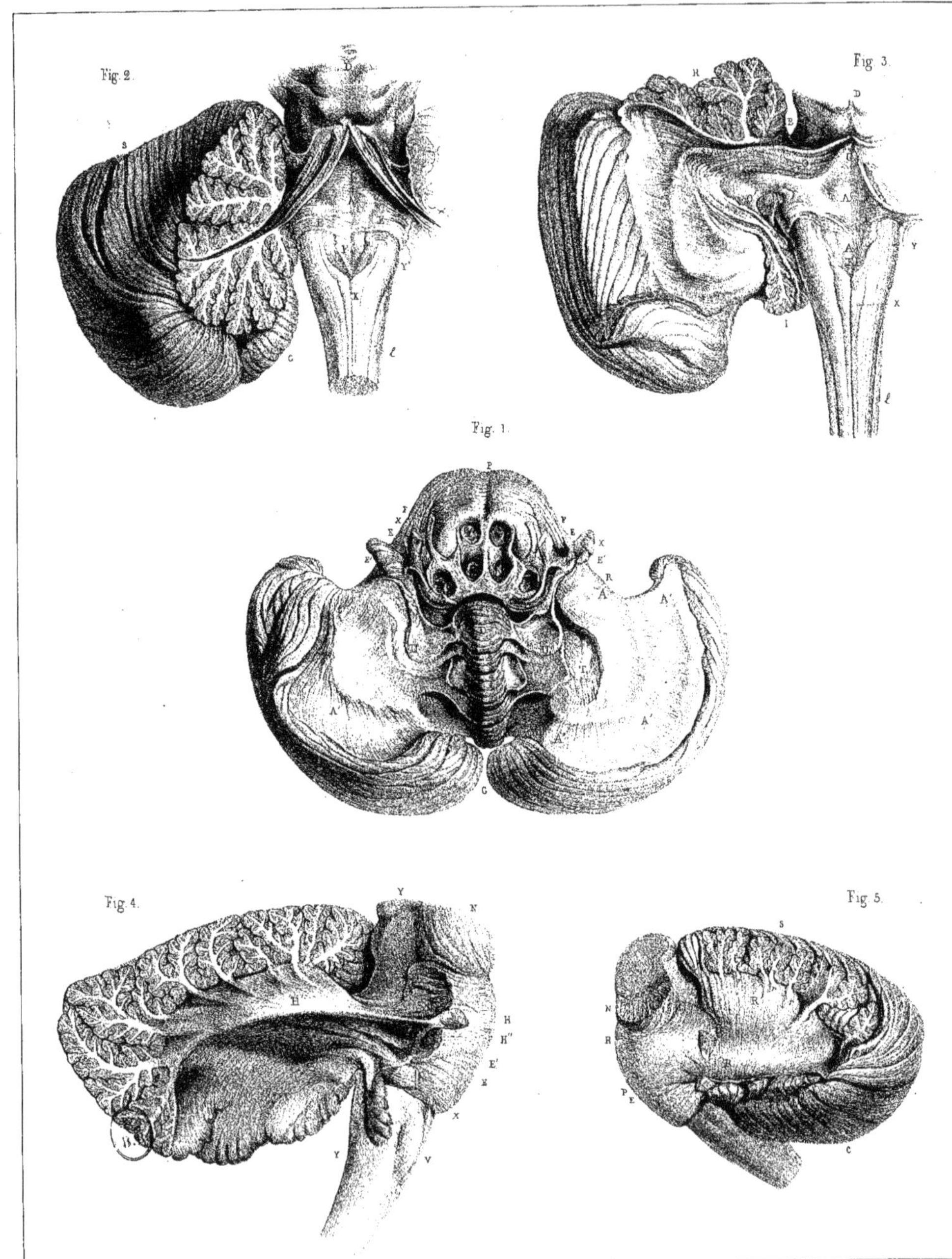

Fig. 2.
Fig. 3.
Fig. 1.
Fig. 4.
Fig. 5.

PLANCHE 5.

Cette planche contient cinq figures destinées à faire comprendre la structure du cervelet et quelques particularités relatives à la protubérance annulaire.

FIGURE 1re.

La figure 1re représente un cervelet renversé. La protubérance est en haut ; tous les faisceaux qui de la moelle épinière se prolongeaient dans cette protubérance et au delà, ont été séparés de la protubérance. On a pris le plus grand soin pour respecter toutes les parties transversales de cette protubérance ainsi que les racines nerveuses qui se combinent avec elles.

Le plus grand nombre des lobules des parties inférieures du cervelet ont été séparés des couches fibreuses sur lesquelles ils reposaient.

P, protubérance. 1, canal dans lequel s'engage la pyramide antérieure. 2, canal dans lequel s'engage le faisceau latéral de la moelle allongée. 3, canal dans lequel s'engage le faisceau postérieur (corps restiforme). F F, nerfs de la septième paire. E E, nerfs auditifs. e, racine de ces nerfs collée à la surface du plancher du ventricule cérébelleux. X X, membrane nerveuse par le moyen de laquelle les nerfs auditifs sont unis aux lobules cérébelleux voisins. E′ E, ces lobules. x x, voiles médullaires par le moyen desquels les lobules auxquels tiennent les auditifs se rattachent au ver inférieur. D, ce ver. U U, base des tiges fibreuses auxquelles étaient attachés les lobules digastriques. A, face postérieure du faisceau externe du pédoncule cérébelleux du côté gauche. R, bord externe de ce pédoncule. A′ A′ A′, ramifications périphériques de ce faisceau. T, corps rhomboïdal du côté gauche mis à découvert par l'ablation des couches fibreuses qui l'enveloppaient. Ces couches fibreuses ont été respectées du côté droit. G, échancrure postérieure de la grande circonférence du cervelet.

FIGURE 2.

Dans cette figure le cervelet a été divisé verticalement sur la ligne médiane. On voit l'arbre de vie des éminences vermiformes dont la tige appartient au faisceau antérieur interne du pédoncule cérébelleux. La surface du plancher du ventricule cérébelleux est à découvert. D, tubercules quadrijumeaux. S, parties supérieures. C, parties inférieures de l'hémisphère cérébelleux. On distingue dans le tronc de l'arbre de vie des éminences vermiformes trois faisceaux qui se portent dans la direction des tubercules quadrijumeaux. Le plus interne de ces faisceaux, n° 1, se porte de la couche fibreuse à laquelle sont rattachés tous les éléments du ver inférieur aux parois de l'aqueduc de Sylvius. Le moyen, n° 2, se porte de l'axe de l'arbre de vie derrière les tubercules quadrijumeaux en dehors du précédent. L'externe, n° 3, correspond du côté du cervelet à la couche fibreuse de laquelle émanent tous les éléments fibreux du ver supérieur, derrière les tubercules quadrijumeaux en dehors du précédent. Le n° 4 et la lettre B indiquent une membrane nerveuse très-délicate qui, de la surface du faisceau antérieur du pédoncule cérébelleux, se porte sous la couche corticale du cervelet, dont elle forme la doublure.

G, extrémité antérieure du ventricule cérébelleux rétrécie conduisant dans l'aqueduc de Sylvius. A, sillon médian superficiel du plancher ventriculaire. E E, tractus nerveux transverses dont les uns vont à découvert s'unir au nerf auditif ; d'autres traversent de dedans en dehors le pédoncule cérébelleux pour s'unir au trijumeau. F, relief du faisceau moyen de la moelle allongée à la surface du plancher ventriculaire. X, pyramide postérieure, Y, corps restiforme. l, faisceau latéral de la moelle épinière.

FIGURE 3.

Le cervelet a été coupé sur la ligne médiane comme dans la figure 2, puis renversé en dehors. Cette figure est destinée à montrer le prolongement dans une partie du faisceau antérieur du pédoncule cérébelleux de la tige fibreuse des lobules adjacents aux nerfs auditifs.

H, arbre de vie de l'éminence vermiforme supérieure. B, membrane nerveuse blanche allant de la couche corticale du cervelet à la surface des tubercules quadrijumeaux. 1, lobules adjacents au nerf auditif. O′, faisceau interne du pédoncule cérébelleux antérieur. O′ O′ O′, prolongement de ce faisceau dans les tiges des lobules adjacents au nerf auditif. O″, racine de ce nerf formant avec les parties précédentes un système de fibres qui enveloppent les prolongements intra-cérébelleux du corps restiforme. Sous les lettres O′ O′ O′ O″, on voit le relief de ce prolongement du corps restiforme, toutes les fibres qui l'enveloppent se rapprochent de la ligne médiane après l'avoir dépassé, et forment les parois du ventricule cérébelleux et de l'aqueduc de Sylvius. D G, A, F F, E, *ut supra*.

FIGURE 4.

Dans cette figure, toute la partie externe du pédoncule cérébelleux a été enlevée et avec elle ses prolongements à la surface du noyau cérébelleux. Les parties profondes de ce noyau sont mises à découvert ; on voit des prolongements du nerf auditif et des prolongements du nerf trijumeau se porter dans le noyau cérébelleux, de plus on a découvert la doublure fibreuse des lobules inférieurs de l'hémisphère cérébelleux pour montrer la continuité de cette doublure fibreuse avec une membrane fibreuse émanée de l'auditif.

N, région fasciculée. Y, région postérieure du tronçon pédonculaire du cerveau. H, trijumeau. H′, prolongement de ce nerf dans le noyau cérébelleux. H″, Prolongement de ce nerf dans le faisceau restiforme. h, émanations de ce prolongement allant aux parties profondes du noyau cérébelleux. E, nerf auditif. E′, membrane émanée de ce nerf se portant obliquement vers le trijumeau. X, prolongement postérieur de la même membrane allant au lobule adjacent. x x, doublure fibreuse des lobules inférieurs de l'hémisphère continue à la membrane émanée du nerf auditif. e e, prolongement direct de ce nerf dans les parties profondes du noyau cérébelleux. Y V, *ut supra*.

FIGURE 5.

Dans cette figure on s'est borné à inciser la petite membrane nerveuse qui, du nerf auditif, se porte au trijumeau avec cette membrane. On a détaché une partie des lobules de l'hémisphère cérébelleux, dont elle double la couche corticale. De cette manière, les rayonnements les plus superficiels du faisceau externe du pédoncule cérébelleux ont été mis à découvert.

S, partie supérieure. C, partie inférieure de l'hémisphère cérébelleux. N, P, H, *ut supra*. E, nerf auditif. e e, coupe de la membrane nerveuse émanée de ce nerf. R, centre des rayonnements superficiels de ce faisceau externe du pédoncule cérébelleux. R′, convexité de ces rayonnements à la surface du noyau cérébelleux. r r r r, tiges fibreuses fournies par ces rayonnements et formant l'axe fibreux des lobules cérébelleux.

PLANCHE 6.

La figure représentée sur cette planche est destinée à montrer plusieurs parties de la base de l'encéphale. Le lobe temporal a été excisé ainsi que la partie externe inférieure du lobe occipital. Le cervelet aussi a été excisé.

f, entrecroisement superficiel des pyramides. W, pyramide antérieure. *v*, olive. *y*, corps restiforme. R R, face externe du pédoncule cérébelleux. + +, rubans fibreux obliques étendus des corps restiformes le long de la limite externe de la protubérance annulaire. P, protubérance annulaire. N, région fasciculée du pédoncule cérébral. M, éminences mamillaires. L, tractus optique. S S, coupe des nerfs optiques relevés et renversés en arrière. A, espace perforé du côté droit. *a' a''*, racine grise du nerf optique se portant en divergeant des parties supérieures de ces nerfs au delà du chiasma et du chiasma lui-même à la marge postérieure du quadrilatère perforé. *k*, commissure antérieure devenue visible par la rupture de la lame grise. Cette lame grise est formée par la réunion sur la ligne médiane des racines grises des nerfs optiques de droite et de gauche. *a*, diagonale blanche du quadrilatère perforé allant de l'angle postérieur externe à l'angle antérieur interne de ce quadrilatère. On voit à la surface de cette diagonale des trous vasculaires oblongs : le grand diamètre de ces trous est parallèle à la longueur de la diagonale. *a'''*, surface grise du quadrilatère perforé antérieure à la diagonale blanche. Les trous de cette région grise ont leur grand diamètre dirigé d'arrière en avant. D C, petite région de la circonvolution de l'ourlet formant la marge antérieure du quadrilatère perforé. Sur cette marge on voit en D la racine blanche interne, en C la racine blanche externe de l'olfactif. B, origine de la grande région, région verticale de la circonvolution de l'ourlet. C', terminaison de cette même région de la circonvolution de l'ourlet. Cette terminaison de la circonvolution de l'ourlet est sa tubérosité temporale. *b b*, sa région temporale. B', son crochet. D D', principe de la grande ligne circonvolutionnaire de second ordre. C E E', principe de la circonvolution d'enceinte de la scissure de Sylvius, deuxième circonvolution de second ordre. E' H, traverse surcilière. D H E'', triangle orbitaire. Dans ce triangle, du côté droit, l'on voit la ligne circonvolutionnaire n° 2, *g*, naître du bord interne de ce triangle ; du côté gauche la même ligne 2, *g*, naît du bord externe n° 1, nerf olfactif. F F, sommet de l'insula. *r r r r*, repli circonvolutionnaire divergeant de l'insula. *q q q*, flanc scissural de la circonvolution d'enceinte de la scissure de Sylvius. *x x*, cul-de-sac de la région temporale du ventricule. *o o*, cul-de-sac occipital du ventricule. Z, scissure interlobaire du cerveau.

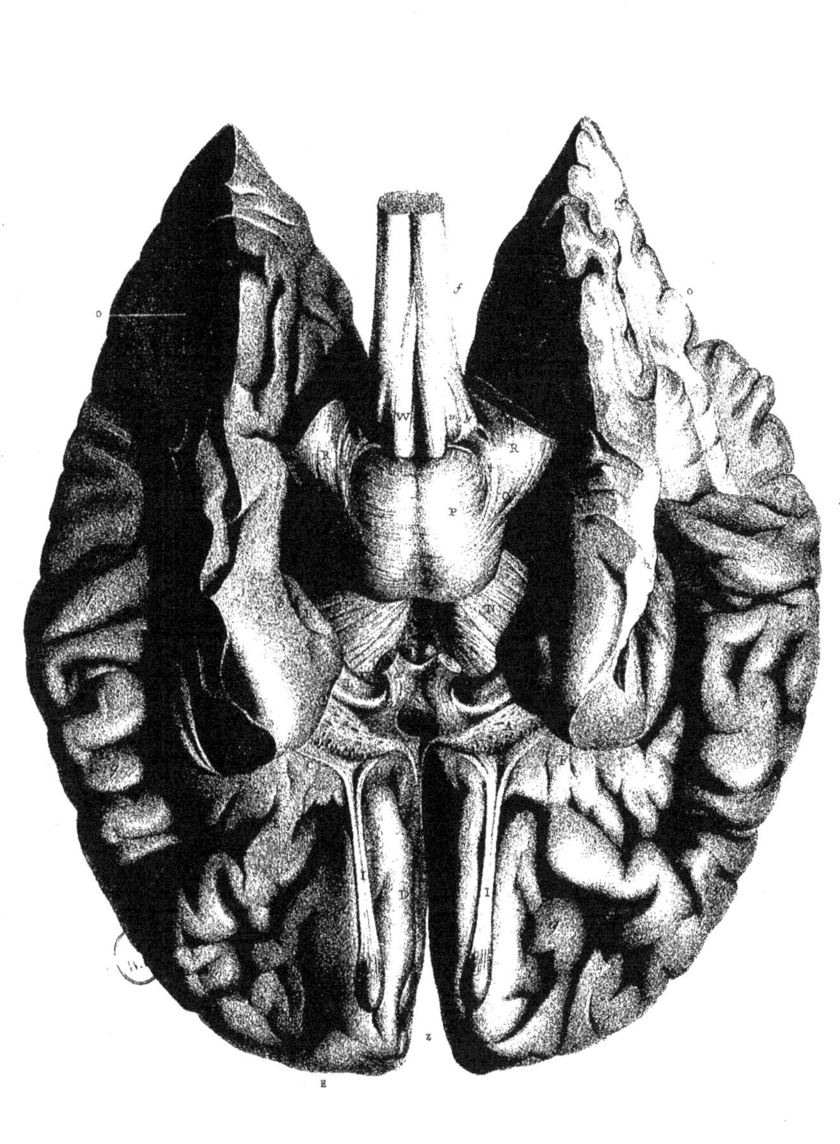

Fig. 1.

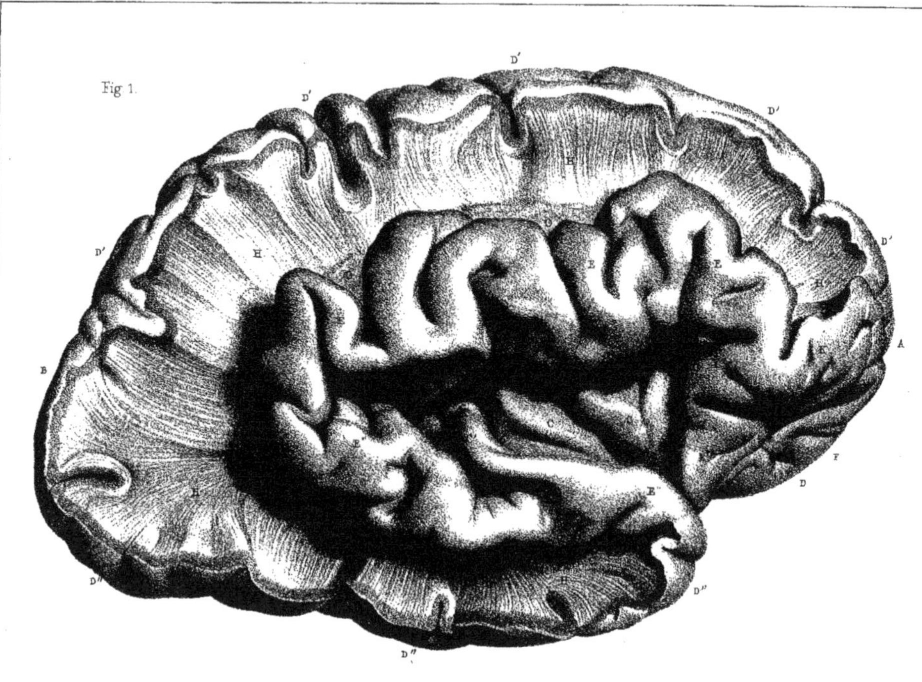

Fig. 2.

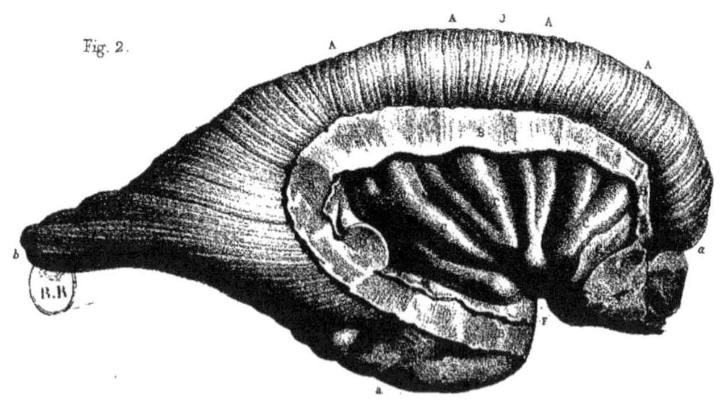

PLANCHE 7.

Cette planche contient deux figures destinées à montrer la disposition d'un certain nombre de lignes circonvolutionnaires et celle de quelques parties fibreuses intrinsèques du cerveau.

FIGURE 1re.

Cette figure montre les deux lignes circonvolutionnaires du second ordre décrivant l'une et l'autre un arc de cercle, ou mieux une anse antéro-postérieure. La première de ces circonvolutions prend naissance sur le bord antérieur de l'espace perforé, d'où elle se porte à l'extrémité antérieure de l'hémisphère, *voy.* en D F A le premier fragment de cette grande ligne. De l'extrémité antérieure de l'hémisphère elle décrit jusqu'à son extrémité postérieure un grand arc de cercle qui forme la limite interne de la convexité de l'hémisphère, *voy.* A D′ D′ D′ D′ D′. B, ce grand arc de cercle, second fragment de cette grande ligne circonvolutionnaire. De l'extrémité postérieure de l'hémisphère elle se porte ensuite à l'extrémité antérieure du lobe temporal formant la limite externe de la zone cérébello-temporale de la base de l'hémisphère, *voy.* en D″ D″ D″ ce troisième fragment de la grande circonvolution du second ordre. La seconde circonvolution du deuxième ordre, circonvolution d'enceinte de la scissure de Sylvius, prend naissance à la partie externe de la marge antérieure du quadrilatère perforé, d'où elle se porte par un premier fragment, E′ Y, qui forme la lèvre antérieure de la scissure, à l'angle antérieur presque droit de cette scissure. De là le second fragment de cette ligne circonvolutionnaire se porte à l'angle postérieur aigu de la scissure, *voy.* en E E E ce second fragment, lèvre supérieure de la scissure de Sylvius, décrivant de nombreux festons dans toute sa longueur. Le troisième fragment, lèvre inférieure postérieure de la scissure, se porte de E‴, angle aigu de la scissure, en E″, terminaison de la seconde circonvolution de deuxième ordre dans le sommet du lobe temporal.

Les trois fragments de cette circonvolution légèrement écartés l'un de l'autre dans notre figure encadrent l'espace occupé par l'insula, *voy.* en C C les replis circonvolutionnaires de cette éminence.

On remarque en X C′ un repli circonvolutionnaire du flanc scissural du troisième fragment de la circonvolution d'enceinte de la scissure de Sylvius. La base élargie X de ce repli circonvolutionnaire est placée comme les bases des circonvolutions de l'insula au pied de la lèvre supérieure de la scissure.

Les circonvolutions de la convexité de l'hémisphère ont été enlevées dans l'intervalle des deux circonvolutions de deuxième ordre. On voit en H H H H H les appendices fibreux qui unissent la couche corticale de la première circonvolution de deuxième ordre à la grande couche fibreuse rayonnante de la face interne de l'hémisphère, *voy.* en O O O la face externe de cette grande couche rayonnante dépouillée des appendices fibreux qui l'unissaient à la couche corticale des circonvolutions enlevées.

On voit encore dans cette figure la traverse surcilière Y K A. Cette traverse circonvolutionnaire complète avec le premier fragment de la grande circonvolution de deuxième ordre et le premier fragment de la petite circonvolution de deuxième ordre le triangle orbitaire.

FIGURE 2.

Cette figure représente la face externe du noyau cérébral dont la saillie centrale est encore revêtue par l'insula.

F, partie inférieure de la scissure de Sylvius. C C C C C C, insula. B B B B, moignon des grandes couches fibreuses rayonnantes de l'hémisphère. *a* A A J A A *b*, couches fibreuses excentriques de la face latérale du noyau cérébral. *a*, tubérosité temporale de la circonvolution de l'ourlet. D, coupe de la circonvolution X C′ de la figure précédente.

PLANCHE 8.

Cette planche contient deux figures destinées l'une et l'autre à faire comprendre la disposition des circonvolutions du cerveau.

FIGURE 1re.

Cette figure représente la face interne et la zone cérébello-temporale de l'hémisphère cérébral du côté gauche. Le corps calleux a été coupé sur la ligne médiane.

J C' surface de cette coupe. R, cloison transparente. V, pilier antérieur de la voûte. On voit la naissance de ce pilier en arrière de la commissure antérieure dont la coupe est représentée en Z. T *t t*, surface convexe de la couche optique. P, surface plane de la même couche. W, aqueduc de Sylvius. S, glande pinéale. X', tractus fibreux allant de la glande pinéale à la commissure antérieure. N, coupe du tronçon pédonculaire. M, éminence mamillaire. K', tuber cinereum. K, coupe du chiasma. L, nerf optique. l, olfactif. A, quadrilatère perforé. *a*, partie interne du quadrilatère sur laquelle la lame de la cloison transparente et l'origine du cercle fibreux de l'ourlet sont unis.

B *b b b'* B' D', région verticale de la circonvolution de l'ourlet. B, principe de cette circonvolution. D', sa terminaison nommée tubérosité temporale. B', crochet de cette tubérosité. D" D D D D D D *d d* D D''', première circonvolution de deuxième ordre formant la circonférence excentrique de la face interne de l'hémisphère dont la grande région de la circonvolution de l'ourlet forme la circonférence concentrée. D", est pris comme lieu d'origine de la grande circonvolution de deuxième ordre. D''', indique la terminaison de cette même circonvolution dans le sommet du lobe temporal.

C C C C. branches circonvolutionnaires de troisième ordre unissant la circonvolution de l'ourlet à la grande circonvolution de deuxième ordre dans le groupe en croissant de la face interne de l'hémisphère. E E, branche de troisième ordre unissant la circonvolution de l'ourlet à la grande circonvolution de deuxième ordre dans le groupe quadrilatère. F F, branche de troisième ordre formant le pédicule du groupe triangulaire étendu de la circonvolution de l'ourlet à la grande circonvolution de deuxième ordre. G, Y, dernière branche de troisième ordre unissant la circonvolution de l'ourlet à la grande circonvolution de deuxième ordre dans la zone cérébello-temporale de l'hémisphère. H, anfractuosité de la face interne allant jusqu'à la limite excentrique de l'hémisphère. H', anfractuosité du même genre formant scissure entre le groupe en croissant et le groupe quadrilatère. P, scissure postérieure au groupe quadrilatère.

FIGURE 2e.

Face convexe d'un hémisphère cérébral du côté gauche. D, extrémité antérieure. D', extrémité postérieure de l'hémisphère.

D, *a a a a a a'* D', segment supérieur ou moyen de la grande circonvolution de deuxième ordre. *e* D G', petit fragment de la circonvolution d'enceinte de la scissure de Sylvius, seconde circonvolution de deuxième ordre. I I, traverse médio-pariétale. D H *h h*, traverse surcilière. G G G, traverse occipitale. Toutes ces traverses vont de la circonvolution d'enceinte de la scissure de Sylvius à la grande circonvolution de deuxième ordre. K, traverse pariétale antérieure incomplète. S, traverse pariétale postérieure incomplète. *f f' f''*, ligne circonvolutionnaire simple du côté de la scissure, divisée en sa marche de dehors en dedans et joignant par sa branche *f'* la grande circonvolution de deuxième ordre, par sa branche *f''* la traverse surcilière. *g g*, ligne d'union de la traverse occipitale à la grande circonvolution de deuxième ordre.

Cet hémisphère cérébral a été figuré comme un exemple de développement médiocre des circonvolutions de la convexité du cerveau.

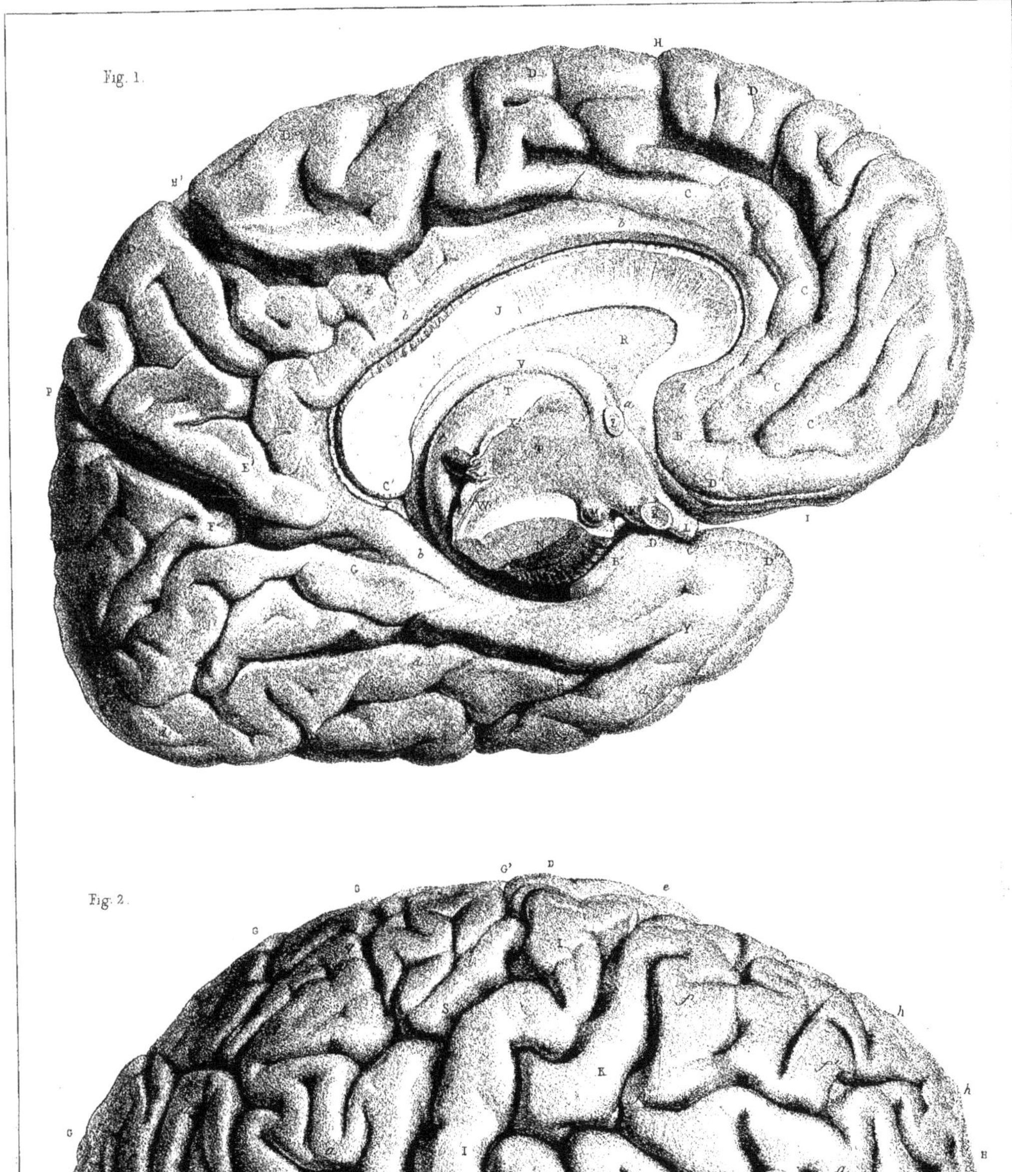

Fig. 1.
Fig. 2.

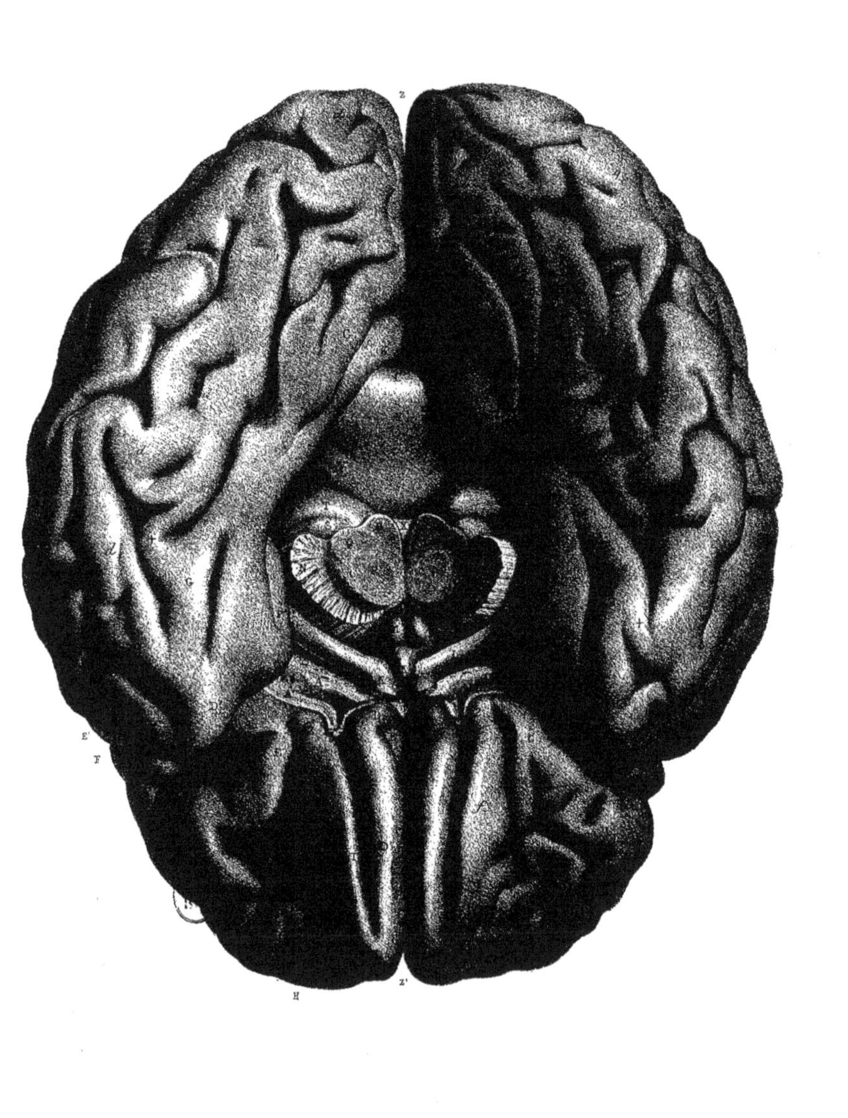

Dessiné d'après nature par F. Bion   Lith. d'Artus, rue de la Harpe 50

PLANCHE 9.

La figure représentée sur cette planche est destinée à montrer les circonvolutions de la base du cerveau ; les pédoncules cérébraux ont été coupés à quelque distance en arrière des couches et des tractus optiques. On voit dans le centre de cette figure, en arrière sur la ligne médiane en C, le bourrelet postérieur du corps calleux ; en X, la commissure postérieure, et au-devant de cette commissure l'aqueduc de Sylvius. T, bord postérieur du cotylédon ventriculaire de la couche optique. S, corpus geniculatum internum : dans la coupe du tronçon pédonculaire on distingue, en R, la coupe du tubercule quadrijumeau antérieur ; en Q, la coupe du faisceau postérieur ; en P, la coupe du faisceau moyen, séparée comme le faisceau postérieur par la couche noire de Sœmmerring indiquée par le signe + de la coupe de la région fasciculée du pédoncule N.

M, éminence mamillaire. K′, infundibulum. L, tractus optique. K, chiasma. A, quadrilatère perforé. I, base de l'olfactif. A′, tractus blanc externe de l'olfactif, combiné sur la marge antérieure du quadrilatère avec la partie adhérente de la circonvolution de l'ourlet.

D D″, premier fragment de la grande circonvolution de deuxième ordre, formant le bord interne du triangle orbitaire. B, origine de la région verticale de la circonvolution de l'ourlet. E e, premier fragment de la circonvolution d'enceinte de la scissure de Sylvius, seconde circonvolution de deuxième ordre formant le bord externe du triangle orbitaire. e H Z′, traverse orbitaire, circonvolution de quatrième ordre, formant le bord antérieur du triangle orbitaire. I′, anfractuosité de l'olfactif. 2, 2, origine sur la partie adhérente de la circonvolution de l'ourlet d'une ligne de quatrième ordre placée dans l'aire du triangle orbitaire en dedans de l'anfractuosité de l'olfactif ; du côté gauche cette ligne n° 2, I′, n'est pas aussi simple que la ligne correspondante, 2 f, du côté droit. On voit de ce côté droit naître en C, de la circonvolution d'enceinte de la scissure de Sylvius, une ligne circonvolutionnaire, C c, qui n'existe pas de l'autre côté du cerveau. De F, scissure de Sylvius, en Z, partie postérieure de la grande scissure, on voit se développer la zone cérébello-temporale du côté gauche. De P′ en b on voit la région temporale de la circonvolution de l'ourlet. D′ d d d indiquent le trajet du dernier fragment de la grande circonvolution de deuxième ordre. G G + indiquent des anastomoses de la circonvolution de l'ourlet avec la grande circonvolution de deuxième ordre. Du côté droit X X Y Y montrent les mêmes anastomoses autrement configurées. O, partie du fragment postérieur de la circonvolution d'enceinte de la scissure de Sylvius. q q, dépendances du dernier fragment de la circonvolution de deuxième ordre, autrement configurées que du côté droit.

PLANCHE 10.

Cette planche contient deux figures destinées à montrer surtout les circonvolutions de la convexité du cerveau.

FIGURE Ire.

Cette figure représente un hémisphère cérébral vu de profil par sa face externe. Cet hémisphère est remarquable par le riche développement de ses circonvolutions.

E′ Y K 1 P V E indiquent la circonvolution d'enceinte de la scissure de Sylvius, seconde circonvolution de deuxième ordre. Les trois lèvres de cette scissure, légèrement écartées les unes des autres, laissent voir en C C C les replis circonvolutionnaires de l'insula. N A D″ l′ l D G B G D′ G q q O′ indiquent la grande circonvolution d'enceinte de l'hémisphère, première circonvolution de deuxième ordre. Toutes les circonvolutions de la convexité de l'hémisphère sont des lignes allant de la circonvolution d'enceinte de la scissure de Sylvius à la grande circonvolution d'enceinte de l'hémisphère.

Ces lignes d'union de la seconde avec la première circonvolution de deuxième ordre sont les circonvolutions de quatrième ordre. Indépendamment de leur connexion avec les deux circonvolutions de deuxième ordre, les lignes circonvolutionnaires de quatrième ordre s'anastomosent quelquefois les unes avec les autres. Y l″ H A, traverse surcilière allant de l'angle antérieur de la scissure à la partie interne de l'extrémité postérieure du cerveau. l I, traverse médio-pariétale allant du second feston de la lèvre supérieure de la circonvolution d'enceinte de la scissure de Sylvius à l'anse de la grande circonvolution de deuxième ordre, correspondant à l'anfractuosité qui sépare à la face interne de l'hémisphère le groupe en croissant du groupe quadrilatère. P P P D′, traverse occipitale allant de l'angle aigu de la scissure de Sylvius à l'extrémité postérieure de l'hémisphère. Outre ces trois lignes principales de circonvolutions de quatrième ordre, on voit dans cette figure en K K K une traverse pariétale antérieure située immédiatement au-devant de la traverse médio - pariétale. De la traverse pariétale antérieure K K K, se détache en avant et en dedans une branche, L S l l′, qui s'anastomose en l l′ avec la grande enceinte circonvolutionnaire, première circonvolution de deuxième ordre.

De la même traverse pariétale antérieure K K K, se détache en avant et en dehors une ligne, L′ S′ l″, qui s'anastomose en l″ avec la traverse surcilière.

On voit en + une petite anastomose qui réunit l'une à l'autre les deux branches antérieures de la traverse pariétale antérieure.

Derrière la traverse médio-pariétale on voit en N N une traverse pariétale postérieure.

En O O O se trouvent quelques lignes circonvolutionnaires très-courtes qui réunissent la lèvre inférieure de la scissure de Sylvius, dernier fragment de la seconde circonvolution de deuxième ordre, au dernier fragment G q q O′ de la grande circonvolution de deuxième ordre.

FIGURE 2e.

Cette figure représente un hémisphère cérébral vu par en haut. Le développement des circonvolutions de cet hémisphère est pauvre ; la plupart des lignes circonvolutionnaires qu'il présente sont épaisses et incomplètes. Il n'existe qu'une traverse pariétale entière, c'est la médiane marquée I.

On voit en K une masse épaisse s'unissant à la grande enceinte circonvolutionnaire, première circonvolution de deuxième ordre, mais interrompue dans sa marche vers la scissure de Sylvius. La même observation à faire pour le fragment K′. En h h h, on observe des fragments circonvolutionnaires qui, avec les deux précédents, K K′, tiennent lieu de la traverse pariétale antérieure et de ces deux branches si flexueuses dans la figure 1re. La traverse pariétale postérieure N est incomplète aussi ; toute la partie postérieure de cet hémisphère est constituée par quelques amples replis de la première circonvolution de deuxième ordre a a′ D′, et de la traverse occipitale G G G.

Dans cette figure, A marque la scissure de Sylvius, H D la traverse surcilière.

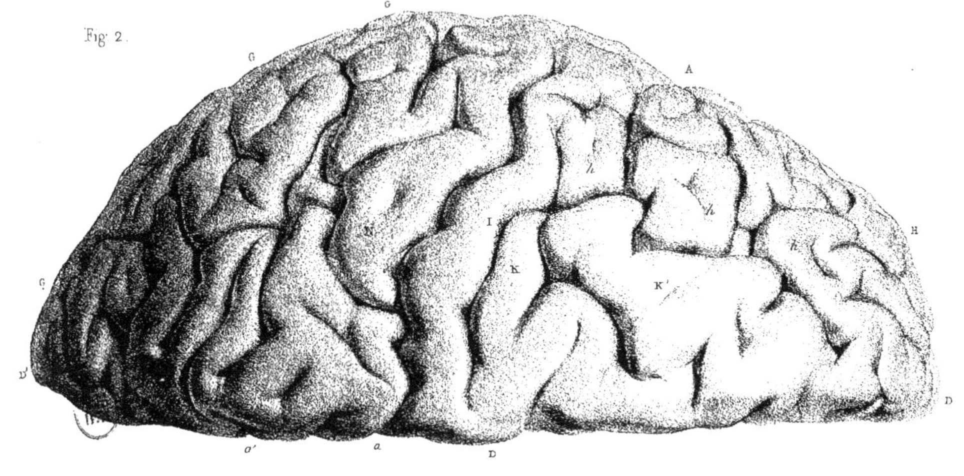
Fig 1. 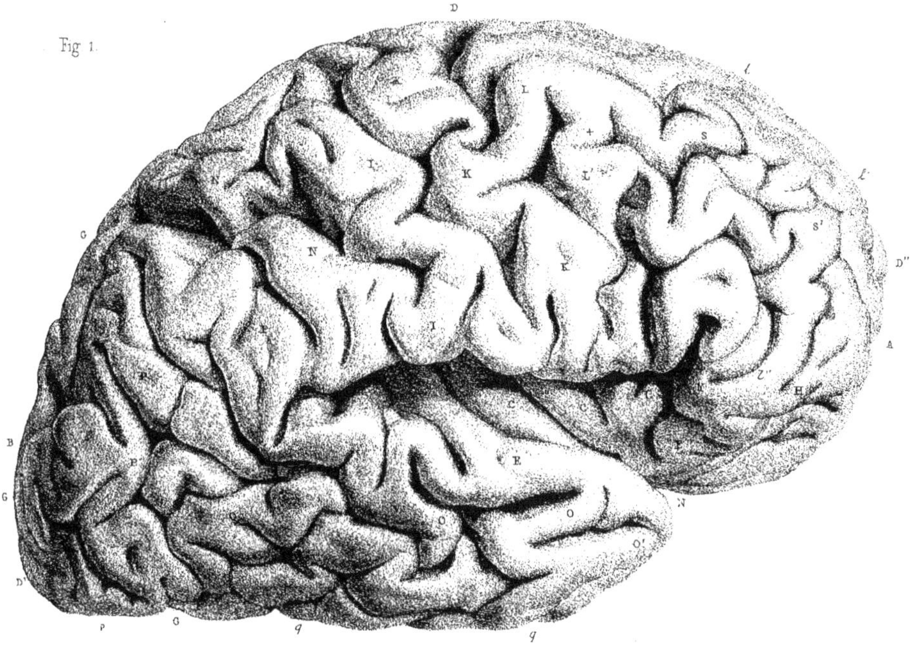
Fig 2.

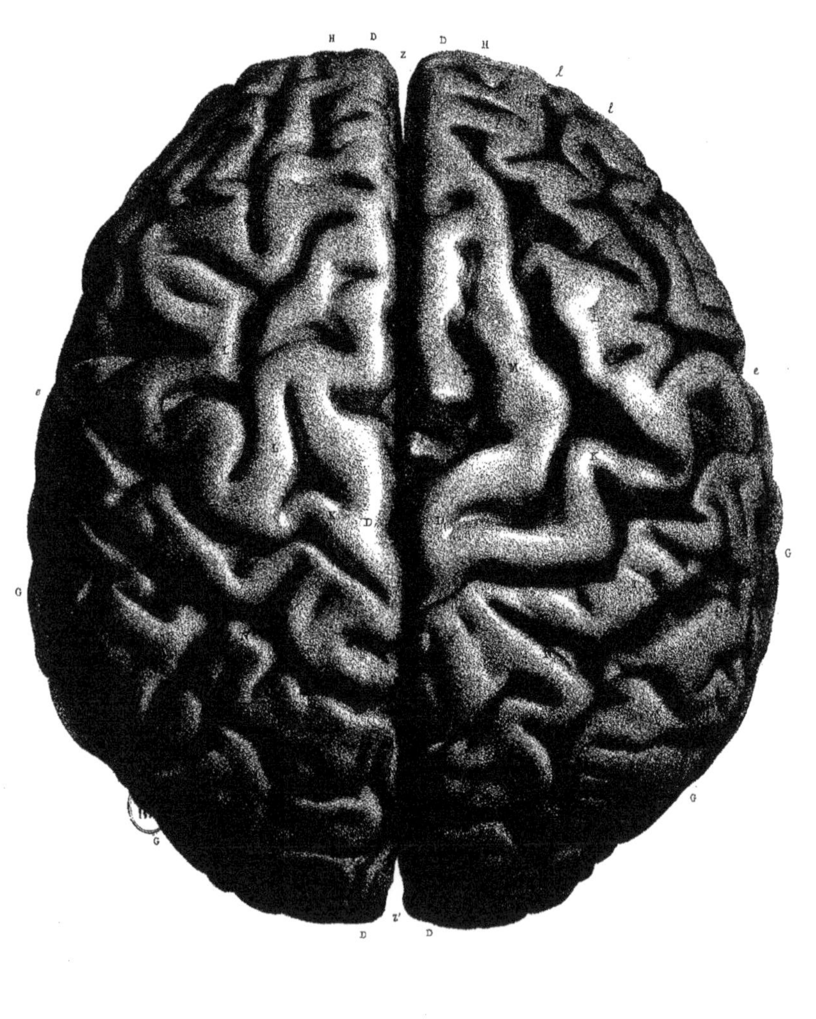
H
D
Z
D
H
l
l
e
e
M
K
D
H
G
G
G
G
Z'
D
D

PLANCHE 11.

Cette planche présente une figure de la face supérieure du cerveau.

D D D, fragment supérieur de la grande circonvolution de deuxième ordre. Cette circonvolution, très-épaisse en quelques régions du cerveau que nous avons pris pour modèle, tend à se dédoubler sur l'hémisphère droit en M M. l, traverse médio-pariétale. K K, traverse pariétale antérieure. Sur l'hémisphère droit L l S′ S″, branche antérieure de la traverse pariétale antérieure. Sur l'hémisphère gauche L S S, même branche autrement configurée. Dans les deux hémisphères les terminaisons de cette branche s'unissent d'une part à la grande circonvolution de deuxième ordre, d'autre part à la traverse surcilière l l H. Sur l'hémisphère droit il n'y a pas de traverse pariétale postérieure, la médio-pariétale s'est bifurquée en X, N′. Sur l'hémisphère gauche, on voit en N′ un fragment de la traverse pariétale postérieure. O, O. O, indiquent la traverse occipitale.

PLANCHE 12.

Cette planche contient deux figures dont le but principal est de faire voir la disposition des ventricules latéraux du cerveau.

FIGURE 1re.

Toute l'épaisseur de l'hémisphère a été traversée sur la limite externe de la grande circonvolution de deuxième ordre ; de cette manière on est parvenu dans le ventricule latéral, qui s'est trouvé ouvert dans son plus grand développement. D'un autre côté, on a traversé la base de la circonvolution d'enceinte de la scissure de Sylvius de manière à pénétrer dans le ventricule latéral sur la limite externe du corps strié, et l'on a excisé sur cette limite, avec la circonvolution d'enceinte de la scissure de Sylvius, toute la convexité de l'hémisphère. De cette manière le ventricule latéral est largement ouvert en dehors. Sa cavité J J à L K Q se développe autour de l'insula, marquée des lettres F, C, C, C. La lettre O indique l'ouverture de la scissure de Sylvius. D D D M D D marquent la grande circonférence de l'hémisphère. M, la scissure postérieure. M', le fond de cette scissure saillant dans le ventricule en regard de B', correspondant à l'angle aigu de la scissure de Sylvius. H, plexus choroïde. Q, grosse extrémité de la corne d'Ammon. A B B B, surfaces des sections pratiquées dans la substance de l'hémisphère.

FIGURE 2e.

Cette figure a été faite d'après une préparation dans laquelle, après avoir ouvert le ventricule en dehors comme dans la figure 1re, on a enlevé l'insula, et avec elle toute la masse du corps strié, plus les parties centrales de la couche optique. Les plexus choroïdes ont été éliminés. On voit de dehors en dedans l'orifice du ventricule latéral. + + marquent la coupe de la coque superficielle de la couche optique qui forme la lèvre convexe de cet orifice; V V' indiquent le cercle fibreux qui forme sa lèvre concave. T, face inférieure disséquée de la coque superficielle de la couche optique. L, face profonde du tractus optique. P, angle antérieur du cotylédon ventriculaire de la couche optique, rattaché aux parties superficielles du quadrilatère perforé, dont la face adhérente se voit en A. M, éminence mamillaire et faisceau qui de cette éminence se prolonge sous la coque superficielle de la couche optique. R, cloison transparente. J, face ventriculaire du corps calleux. Q, grosse extrémité de la corne d'Ammon. a', pointe postérieure du ventricule. O, entrée de la scissure de Sylvius. B B B B, substance de l'hémisphère.

Fig 1

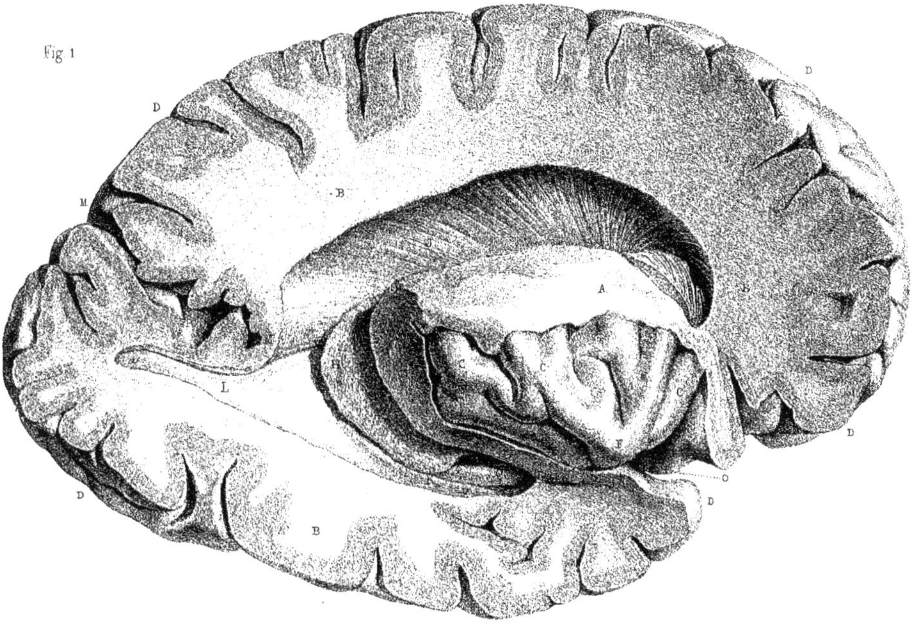

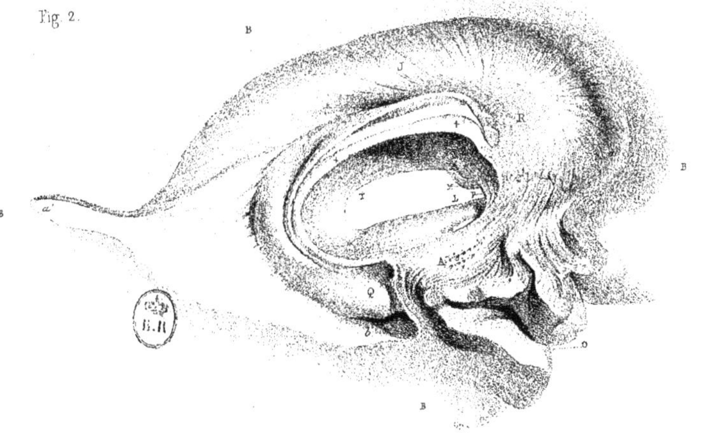

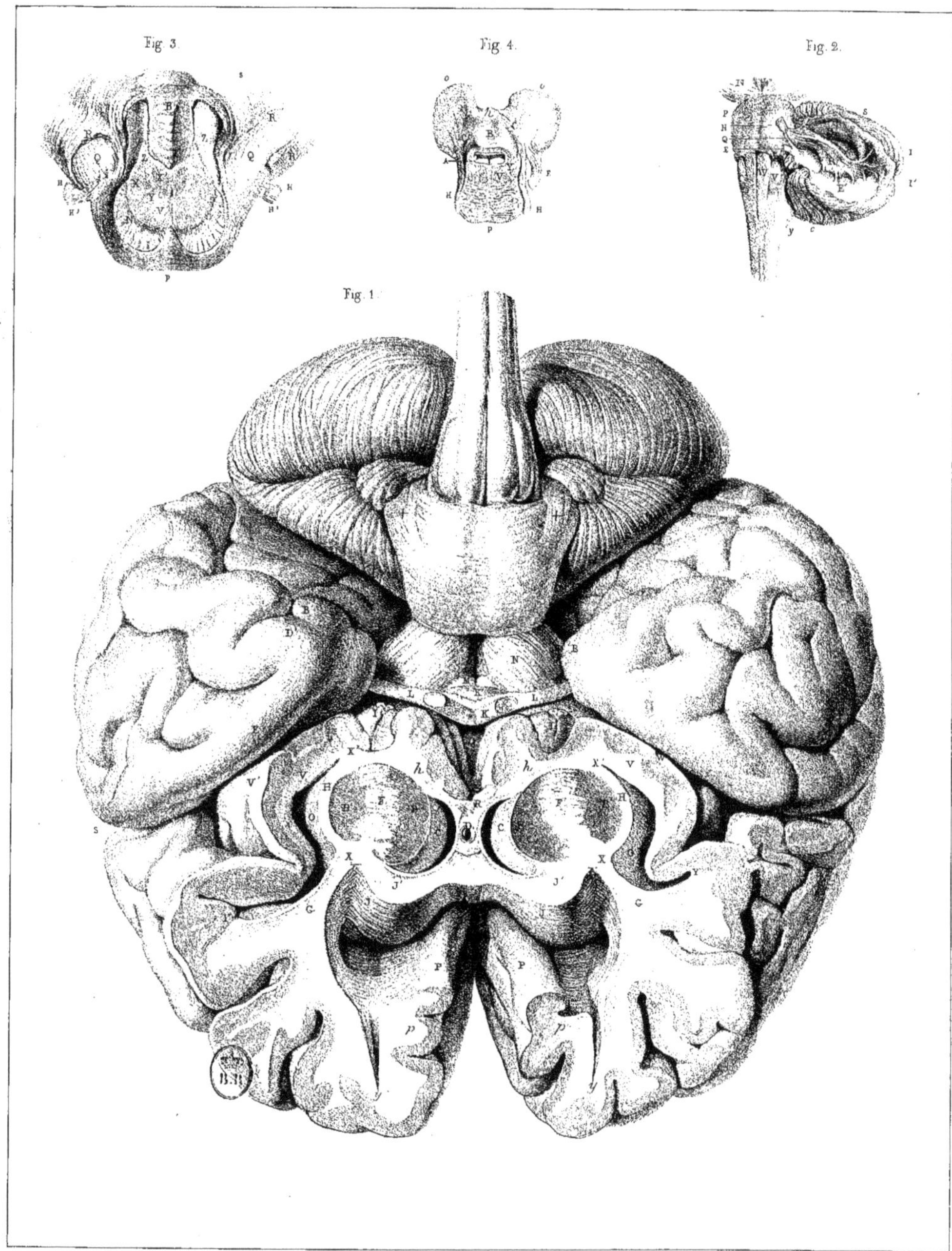

Dessiné d'après nature par Emile Beau.

Lith. d'Artus, rue de la Harpe 50

PLANCHE 13.

Cette planche contient quatre figures.

FIGURE 1re.

Cette figure a pour objet de faire comprendre les rapports du noyau cérébral avec les hémisphères.

Le cerveau, reposant sur sa convexité, a été divisé transversalement dans toute son épaisseur par une coupe partant de la base des nerfs olfactifs pour se terminer à la partie supérieure des hémisphères au niveau de la suture fronto-pariétale.

On voit au centre de cette coupe un espace irrégulièrement circulaire, entièrement circonscrit par une couche de matière blanche. J' J' indiquent la portion de cette couche de matière blanche qui appartient au corps calleux ; H H, une portion de l'enveloppe blanche correspondant au cotylédon extra-ventriculaire du corps strié ; h h, une autre portion de l'enveloppe blanche qui se porte à la cloison transparente.

Cette partie centrale est divisée en deux moitiés symétriques par la cloison transparente.

On voit en R le lieu où les deux couches h h viennent au contact l'une de l'autre pour constituer cette cloison ; en D , le ventricule qui sépare les lames droites des lames gauches de la cloison transparente.

A droite et à gauche de cette cloison un croissant très-noir indique la cavité du ventricule latéral. C C indiquent le relief du cotylédon ventriculaire du corps strié.

La lettre F montre la coupe de la couche fibreuse qui sépare le cotylédon ventriculaire du corps strié B du cotylédon extra-ventriculaire B'.

J J marquent la face supérieure du corps calleux ; O O, la face extérieure de la couche fibreuse qui enveloppe le cotylédon extra-ventriculaire du corps strié. X montre la place où le tronc de l'arbre fibreux de l'hémisphère se combine avec la couche fibreuse F, qui sépare les deux cotylédons du corps strié. La couche fibreuse du corps calleux J J J' J' se combine, comme la couche fibreuse de l'hémisphère G G, avec la couche fibreuse F de l'intérieur du corps strié.

L'on voit en — — un entrecroisement des fibres de la couche fibreuse du corps calleux avec celle de l'hémisphère. En X' X' se trouve l'union d'une couche fibreuse, V V, sous-jacente à la couche corticale de l'insula V' V' avec la couche d'enveloppe du cotylédon extra-ventriculaire du corps strié.

I I marquent la coupe des nerfs olfactifs et leur racine grise antérieure. P P, portion de la circonvolution de l'ourlet supérieure au corps calleux. y y, point de jonction des ramifications les plus élevées de l'arbre fibreux de l'hémisphère X G avec l'expansion fibreuse de la circonvolution de l'ourlet p p.

Y Y, point de jonction, dans la circonvolution d'enceinte de la scissure de Sylvius, de l'arbre fibreux de l'hémisphère X G avec la couche fibreuse de l'insula X' V.

S, scissure de Sylvius

K, chisma des optiques. Q , lame grise. L, tractus optiques. K', tuber cinereum. M, éminences mamillaires. N, région fasciculée du pédoncule. E, sommet du lobe temporal. B, tubérosité temporale de la circonvolution de l'ourlet. D', terminaison dans le sommet du lobe temporal de la grande circonvolution de deuxième ordre. + +, faisceaux obliques des côtés de la protubérance venant du corps restiforme.

FIGURE 2e.

Cette figure représente un hémisphère du cervelet dans lequel la couche corticale, avec sa doublure fibreuse immédiate, est séparée des parties superficielles du noyau cérébelleux. La doublure fibreuse de la couche corticale est formée par une membrane émanée des nerfs auditifs et trijumeaux.

N, tronçon pédonculaire. P, protubérance. V W y , bulbe rachidien. S I, région supérieure de l'hémisphère cérébelleux. C, sa région inférieure. Y, scissure horizontale. H , nerf trijumeau. H', doublure fibreuse immédiate de la couche corticale émanée de ce nerf.

E, nerf auditif. E', doublure de la couche corticale émanée de ce nerf. Q, membrane nerveuse d'union de l'auditif et du trijumeau.

R, noyau cérébelleux. On voit en dedans ce noyau se rattacher à la protubérance. En dehors il produit des appendices qui pénètrent les lobules cérébelleux.

FIGURE 3e.

Cette figure représente une coupe transversale du tronçon pédonculaire au ras de la protubérance. Elle montre aussi différents éléments du cervelet. P , protubérance. N, région fasciculée du pédoncule. V, faisceau moyen. X X', deux régions distinctes du faisceau postérieur. Y, couche blanche qui sépare ces deux régions du faisceau postérieur l'une de l'autre, et la plus interne du faisceau moyen.

Sur la ligne médiane à la hauteur d'Y, on voit la lumière de l'aqueduc de Sylvius. Z Z , processus cerebelli ad testes. B , valvule de Vieussens.

Du côté gauche, on voit la région externe Q du pédoncule cérébelleux entièrement découverte.

S + montrent des prolongements du corps restiforme qui passent en dedans de cette région du pédoncule. R indique un débris de la membrane nerveuse émanée de l'auditif et du trijumeau qui revêt la région externe Q du pédoncule cérébelleux. H H', grande et petite portions du trijumeau.

Du côté droit, R , la membrane nerveuse émanée du trijumeau, au-dessous de laquelle on voit en Q la région externe du pédoncule cérébelleux. La lettre H' montre la petite portion du trijumeau naissant par des dentelures de la région externe Q du pédoncule cérébelleux. H , grande portion du trijumeau.

FIGURE 4e.

Cette figure montre le noyau cérébelleux d'un nouveau-né, tenant à la protubérance coupée en travers. P, protubérance. V, faisceau moyen. Y, faisceau postérieur. A , ventricule cérébelleux. B , portion fibreuse de la valvule de Vieussens. H, trijumeau. C, prolongement radiculaire de ce nerf dans le noyau cérébelleux O et jusque dans les parties fibreuses de l'éminence vermiforme h. La lettre E marque le nerf auditif. Plusieurs racines de ce nerf se prolongent aussi dans le noyau cérébelleux.

PLANCHE 14.

Cette planche contient deux figures : la première destinée à montrer les rayonnements de l'ourlet fibreux dans les circonvolutions de la face interne de l'hémisphère, la seconde représente une coupe transversale de cerveau de nouveau-né.

FIGURE 1re.

J, corps calleux coupé sur la ligne médiane. K, chiasma. K', tuber cinereum. M, éminence mamillaire. N, coupe du tronçon pédonculaire. T U, couche optique, O, commissure antérieure. V V', piliers antérieurs de la voûte. X Q, prolongement de ces piliers dans le cercle fibreux de l'orifice ventriculaire. R, cloison transparente. 1, nerf olfactif. A, quadrilatère perforé. +, partie interne du quadrilatère dans laquelle on voit l'origine du ruban fibreux de l'ourlet. D B B B, ce cercle fibreux. *b b b b*, branches fibreuses issues du ruban fibreux de l'ourlet et qui se portent dans les circonvolutions des parties antérieure et supérieure de l'hémisphère. Toutes ces branches *b* s'insèrent obliquement à l'ourlet dans la direction du bord antérieur de l'espace perforé. *b' b'*, branches fibreuses issues de l'ourlet et insérées obliquement à ce ruban dans la direction du bord postérieur du quadrilatère. *b''*, petite branche de l'ourlet ramifiée dans le sommet du lobe temporal E. La lettre Y indique le crochet de la tubérosité temporale.

FIGURE 2e.

Cette figure représente une coupe du crâne et du cerveau d'un nouveau-né au niveau de la suture fronto-pariétale. A, coupe du crâne. K, sinus longitudinal supérieur. I, grande faulx. L L, nerfs optiques. D J J, coupe de la partie transversale du corps calleux. H H, couche fibreuse d'enveloppe du cotylédon extra-ventriculaire du corps strié B'. M M, lame fibreuse allant à la cloison transparente R.

B, cotylédon ventriculaire du corps strié. F, couche fibreuse intrinsèque du corps strié. G, tronc de l'arbre fibreux de l'hémisphère. K, ourlet fibreux. + +, union d'une expansion fibreuse de cet ourlet avec l'arbre fibreux de l'hémisphère.

Fig. 1.

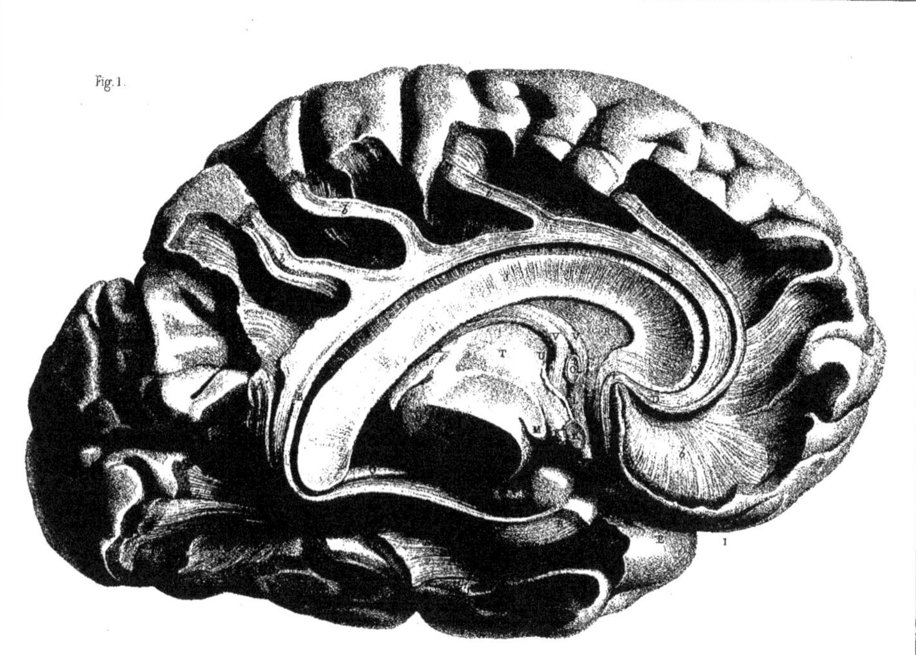

Fig. 2.

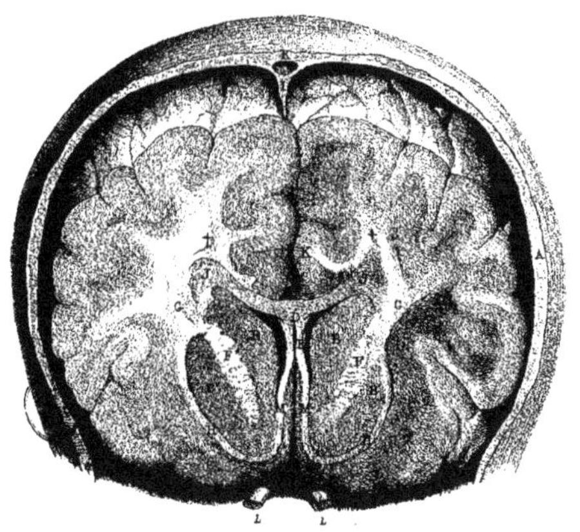

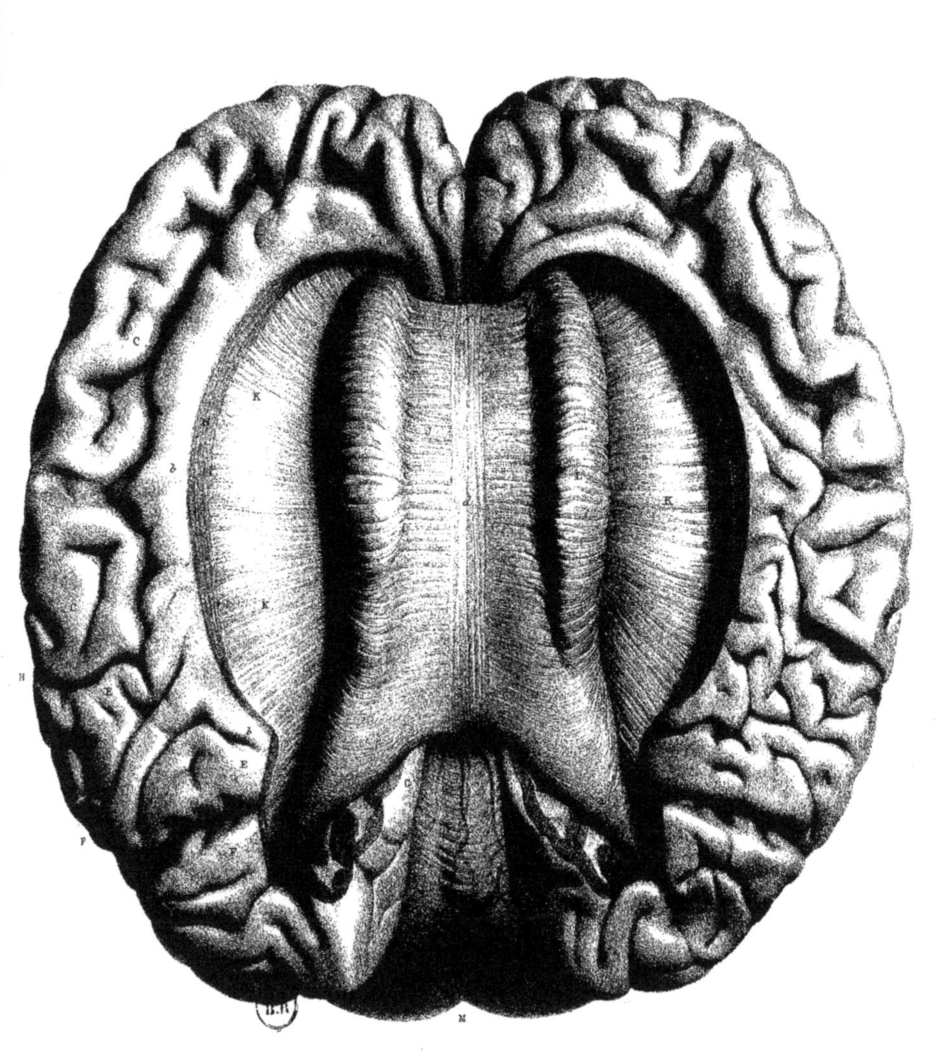

La figure représentée sur cette planche montre à découvert toute l'étendue des parties supérieures du corps calleux, en dehors duquel on voit rayonner les grandes couches fibreuses des hémisphères.

M, cervelet. G F H' etc., etc., circonvolutions de la face interne de l'hémisphère.

I *d*, tractus médians du corps calleux. J, partie transversale; L, partie recourbée en dehors de ce même corps. K K K, grande couche rayonnante de l'hémisphère. N + +, ruban fibreux de l'ourlet. A', pointe postérieure du noyau cérébral

PLANCHE 16.

Cette planche présente deux figures destinées à faire comprendre les rapports du noyau cérébral avec l'hémisphère.

FIGURE 1re.

Cette figure, dont nous n'expliquerons pas les circonvolutions, l'espace perforé, déjà parfaitement connus, présente en K K K la face interne de l'hémisphère séparée du noyau cérébral; en V V la doublure fibreuse de l'insula, séparée de la saillie centrale des faces latérales du noyau ; en *h h h* L L, la section des couches fibreuses qui, de la circonférence de la saillie centrale de la face latérale du noyau, rayonne à la face interne de l'hémisphère.

N N, ruban fibreux de l'ourlet.

FIGURE 2e.

Dans cette figure, l'hémisphère du côté droit est resté dans ses rapports naturels avec le noyau cérébral; celui du côté gauche a été séparé du noyau cérébral. La moitié gauche du noyau est à découvert.

Pour les mêmes raisons qui ont été données à l'occasion de la figure précédente, l'explication des parties déjà connues de cette figure ne sera pas donnée ici.

M, ligne médiane du corps calleux, en dehors de laquelle on voit de chaque côté la région transversale J de ce corps.

K O Q K′ R, parties excentriques des faces latérales du noyau, qui se continuent dans la partie transversale du corps calleux.

K, tubérosité antérieure du corps calleux répondant au cul-de-sac antérieur du ventricule latéral.

Cette tubérosité est en regard de la bosse frontale.

K′, pointe du prolongement conoïde postérieur du noyau cérébral. Cette pointe correspond au prolongement postérieur du ventricule et se trouve en regard de la bosse occipitale supérieure.

K″, tubérosité temporale répondant à l'extrémité temporale du ventricule.

N L, saillie centrale des faces latérales du noyau.

R′, faisceau fibreux qui se porte de cette saillie centrale dans les parties temporales R K″.

A A A, moignon des couches fibreuses qui, de la circonférence de la saillie centrale du noyau, se portent à la face interne de l'hémisphère représenté en K K K dans la figure 1re de la même planche.

Fig. 1.

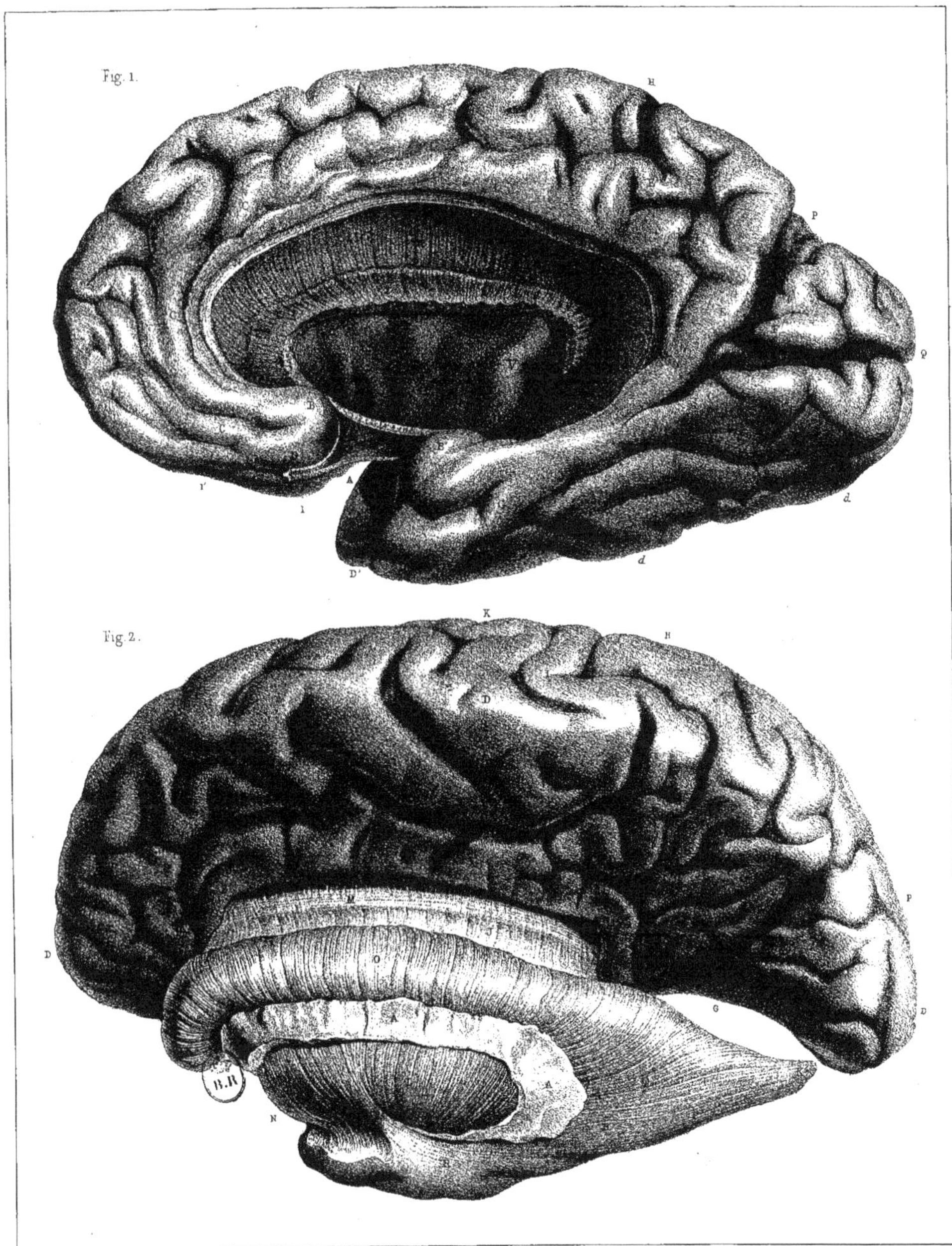

Fig. 1.

Fig. 2.

Dessiné d'après nature par F. Bion

Imp d'Arnus rue de la Harpe, 50

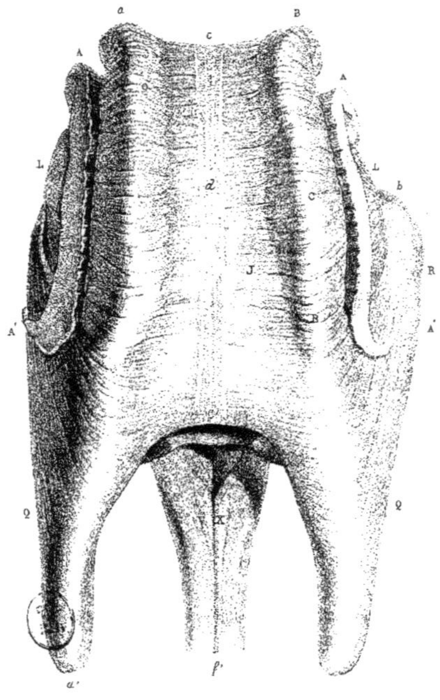

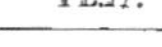

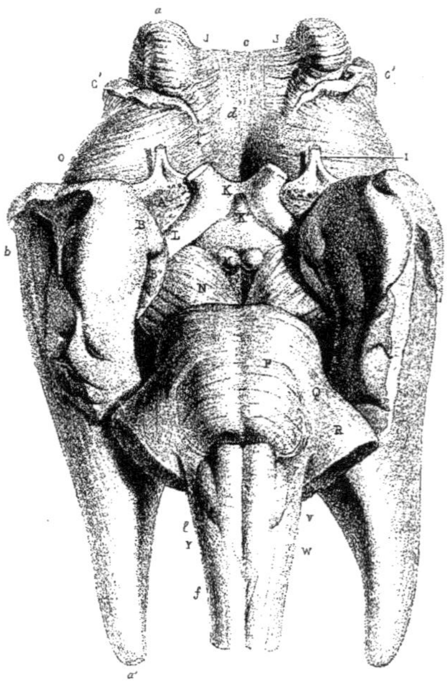

PLANCHE 17.

Cette planche contient deux figures destinées à représenter les surfaces extérieures du noyau cérébral.

<table><tr><td>

FIGURE 1re.

Cette figure montre toute l'étendue de la face supérieure du noyau cérébral, et laisse voir en raccourci une partie de ses faces latérales.

Y X *f*, parties postérieures du bulbe rachidien. C, partie médiane antérieure du corps calleux. C', partie médiane de son bourrelet postérieur. *d*, tractus médians antéro-postérieurs. *a*, tubérosités antérieures du corps calleux. *a'*, sommet du cône postérieur du noyau cérébral. J, partié franchement transversale du corps calleux. O, plan incliné montant en dehors de cette partie transversale. B B, arête antéro-postérieure à laquelle se rend ce plan incliné. C, partie latérale réfléchie du corps calleux. A A A' A', moignons des grandes couches rayonnantes de l'hémisphère. L L, saillie centrale des faces latérales du noyau. *b*, tubérosité temporale de la circonvolution de l'ourlet. R, partie du noyau cérébral répondant à la corne temporale du ventricule. Q Q, fibres prolongées de cette région temporale dans le cône postérieur.

</td><td>

FIGURE 2e.

Cette figure représente une vue de face des parties inférieures du noyau cérébral, et une vue fuyante de quelques-unes de ses parties latérales.

P, Q, R, V, W, *l*, Y, diverses parties déjà connues de la protubérance et du bulbe rachidien. N, M, L, K, K', région fasciculée du pédoncule, éminences mamillaires, tractus optique, chiasma, tuber cinereum.

A, quadrilatère perforé. I, olfactif. C, partie médiane antérieure du corps calleux. *d*, tractus médian de ce corps. J J, partie transversale. *a*, tubérosité antérieure. *a'*, pointe du cône postérieur du noyau. *b*, région de ce noyau répondant à la corne temporale du ventricule. B', tubérosité temporale de la circonvolution de l'ourlet. B'', son crochet.

O, saillie centrale des faces latérales du noyau. + +, fibres passant de la surface de cette saillie centrale dans les parties transversales inférieures du corps calleux.

</td></tr></table>

PLANCHE 18.

FIGURE 1ʳᵉ.

Cette figure a été exécutée d'après une préparation calculée pour montrer dans une vue d'ensemble les connexions distinctes du faisceau postérieur et du faisceau antérieur de la moelle avec différentes régions du cerveau.

Le corps calleux a été coupé sur la ligne médiane ; c'est la moitié gauche de l'encéphale que représente notre figure.

P′, bulbe rachidien. P , protubérance. Le faisceau postérieur de la moelle se prolonge de Y Y′ en G jusqu'au niveau de la glande pinéale. Y′ correspond à la paroi latérale du ventricule cérébelleux.

Y″ y + + + +, montrent les rayonnements, dans les parties supérieures du cervelet, de cette portion du faisceau postérieur qu'on appelle le corps restiforme. q q Q′ montrent des rayonnements combinés avec ceux du corps restiforme, et convergeant en Q dans le principal faisceau du processus ad testes bientôt réuni en G avec les prolongements directs du faisceau postérieur Y′. On voit en — des prolongements radiculaires du nerf auditif qui se portent dans la direction du cerveau. K, chiasma des optiques. K′, tuber cinereum. Entre ces deux points K et K′ on voit en L des rayonnements radiculaires du nerf optique prolongés dans la direction G du faisceau postérieur, ou bien les fibres de ce faisceau prolongées de G en L dans les racines du nerf optique.

De L en V′, branche antérieure du pilier antérieur de la voûte, rayonnent encore des racines du nerf optique. Les racines occupent la partie interne de l'espace perforé, sur laquelle on voit naître en B le ruban fibreux de l'ourlet B B B B. b b b b, émanations fibreuses du ruban de l'ourlet formant la doublure blanche des circonvolutions de la face interne du cerveau.

N, face profonde de la région fasciculée du pédoncule. N′, éventail fibreux se rendant à cette région fasciculée et compris dans l'intervalle des cotylédons ventriculaires et des cotylédons extra-ventriculaires de la couche optique et du corps strié. N″ n n, prolongement des radiations de la région fasciculée dans la moitié externe de la grande circonvolution de deuxième ordre. Les parties fibreuses de la moitié interne de cette même circonvolution dépendent des expansions fibreuses du ruban de l'ourlet.

J J, coupe médiane du corps calleux. J′ J′, coupe transversale de ce corps. S, coupe médiane de la glande pinéale. T, face plane de la couche optique. U, trou de Monro. V, pilier antérieur de la voûte. O , commissure antérieure. M, éminence mamillaire.

X, partie postérieure du cotylédon ventriculaire de la couche optique. E E, coupe transversale des cotylédons ventriculaires enlevés pour laisser voir derrière G L, prolongements du faisceau postérieur de la moelle N N′, les prolongements de son faisceau antérieur. I, nerf olfactif. Z, portion de la substance grise du corps strié prolongée en pointe dans la base de l'olfactif. Z′, portion de la couche corticale dans laquelle plongent des radicules de l'olfactif.

FIGURE 2ᵉ.

Cette figure montre toute l'étendue des parties externes du ventricule latéral. La circonvolution de l'ourlet a été enlevée dans presque toute son étendue, et avec elle le cercle fibreux de l'orifice ventriculaire.

N, coupe du tronçon pédonculaire. S , coupe de la glande pinéale. X′, tractus blanc allant de cette glande au pilier antérieur de la voûte. T, face plane de la couche optique. + +, gouttière creusée sur cette face plane et allant de l'aqueduc de Sylvius au trou de Monro U. M, éminence mamillaire. V , branche postérieure du pilier antérieur de la voûte. V′, branche antérieure du même pilier. O, commissure antérieure. K, chiasma. A, quadrilatère perforé. I, nerf olfactif. L, tractus optique. N′, corpus geniculatum internum. M, corpus geniculatum externum. X cotylédon ventriculaire de la couche optique. D D D, bandelettes cornée et demi-circulaire. Y, membrane d'union de la bandelette demi-circulaire et du tractus optique avec le corps frangé G. U′ U U″ U‴ D′, cotylédon ventriculaire du corps strié.

Z Z Z , parties blanches des parois ventriculaires excentriques ou cotylédon ventriculaire du corps strié. B, tubérosité temporale de la circonvolution de l'ourlet. B′, son crochet. x, région temporale de la même circonvolution. R, corps godronné. Q, coupe de la corne d'Ammon. d d d d, surface sur laquelle a été excisée la circonvolution de l'ourlet. C C C E E F H P, diverses régions des circonvolutions de la face interne du cerveau. Le modèle de cette figure a été fait sur le cerveau d'un nouveau-né.

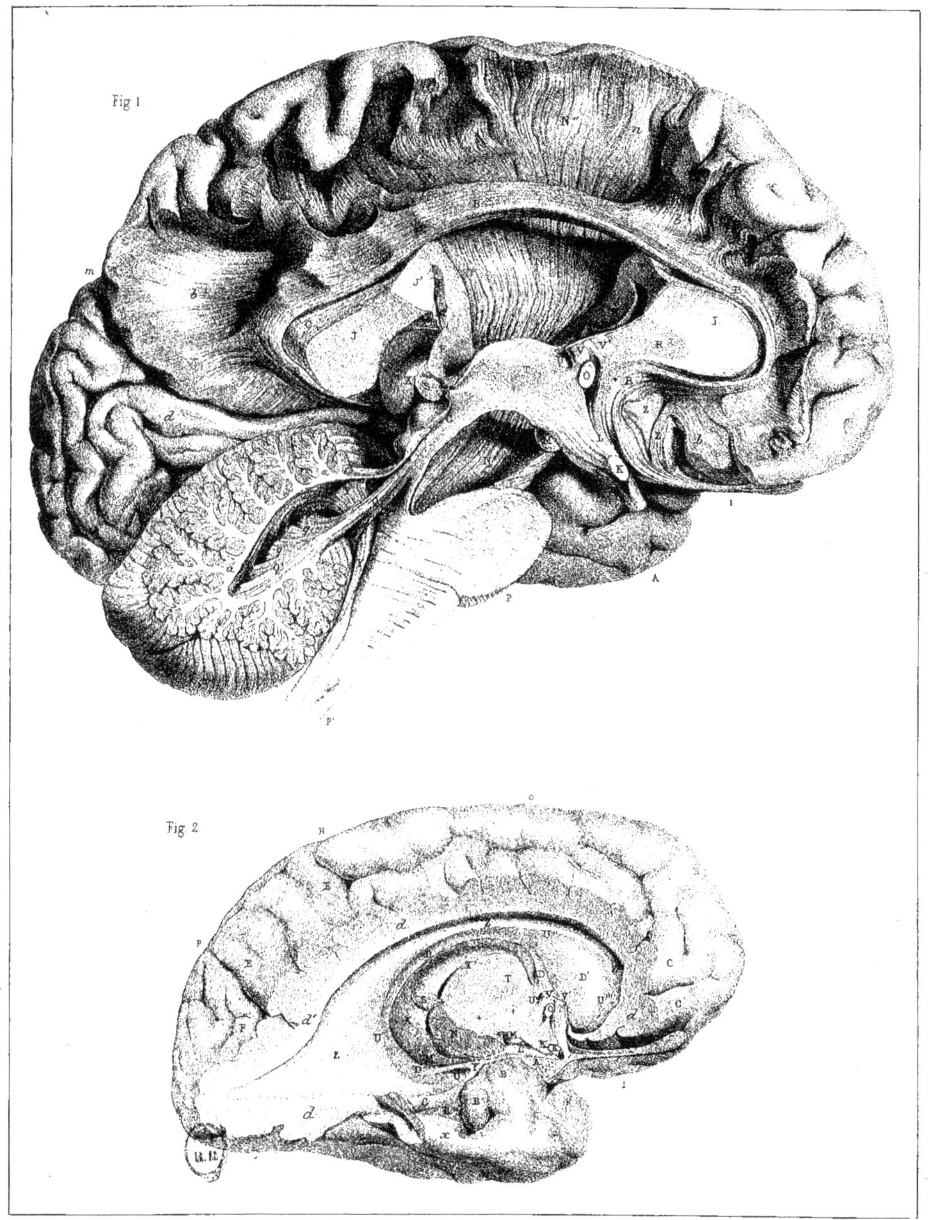

Fig 1.
Fig 2.

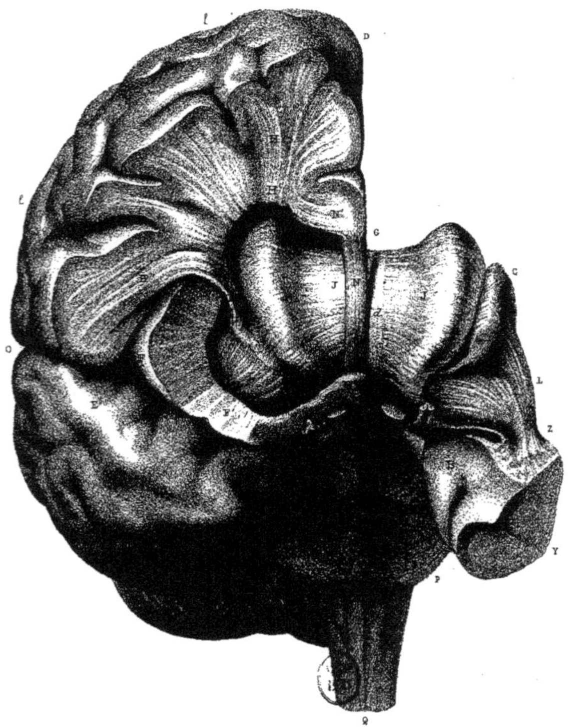

Fig. 1.

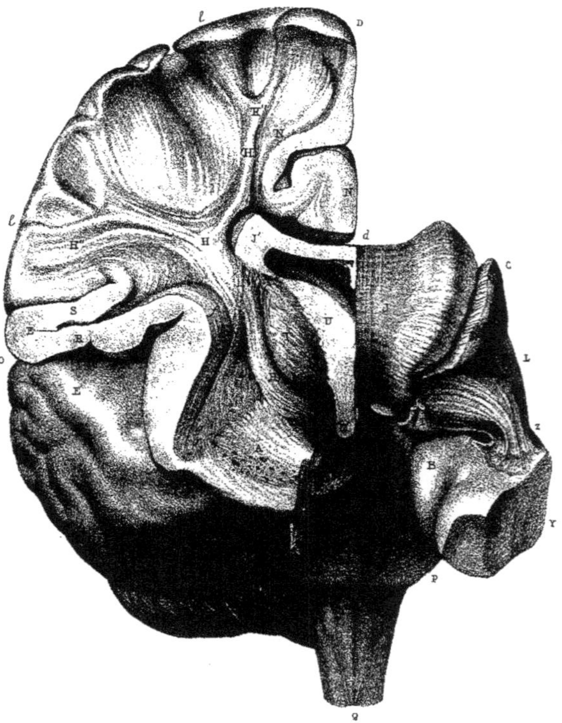

Fig. 2.

PLANCHE 19.

Les deux figures de cette planche ont été faites pour montrer, d'une part, les connexions de l'hémisphère cérébral avec le noyau cérébral; et, d'une autre part, la disposition des éléments fibreux qui appartiennent à l'hémisphère.

FIGURE 1re.

Dans cette figure, le noyau cérébral partiellement séparé de l'hémisphère, est vu de face.

L'hémisphère cérébral, qui se présente aussi de face, a été entamé transversalement au niveau de la suture fronto-pariétale. Il a été divisé dans toute son épaisseur à cet endroit, et toute la partie antérieure a été enlevée.

On voit en H le tronc de l'arbre fibreux intrinsèque de l'hémisphère. Ce tronc s'insère à la partie externe du noyau cérébral dans l'intervalle des couches fibreuses qui montent au corps calleux et de celles qui revêtent la saillie centrale des faces latérales du noyau.

Les couches fibreuses qui succèdent au tronc de l'arbre fibreux de l'hémisphère se portent jusqu'en H′ H′ dans l'épaisseur de la grande circonvolution de deuxième ordre, dont la surface étendue de D en *l* se trouve sur la limite réciproque de la face convexe et de la face plane de l'hémisphère. D'un autre côté on voit en H″ des fibres provenant du tronc fibreux H, et qui se portent dans la seconde circonvolution de deuxième ordre dont la partie E′ forme la lèvre supérieure de la scissure de Sylvius. On voit en *l*, sur le côté droit du cerveau, la partie adhérente de la circonvolution de l'ourlet; en N, le ruban fibreux de l'ourlet issu de cette partie adhérente et de l'espace perforé; en N′, les parties fibreuses blanches de la région verticale de la circonvolution de l'ourlet. Ces parties blanches émanent du ruban fibreux de l'ourlet. Leurs prolongements sont juxtaposés dans la grande circonvolution de deuxième ordre aux parties H′ H′ du grand arbre fibreux de l'hémisphère. F′ montre les parties fibreuses de l'insula F émanées de la région adhérente du ruban fibreux de l'ourlet.

L, saillie centrale des faces latérales du noyau.

J J, parties transversales du corps calleux. *d*, tractus médians longitudinaux de ce corps. L'hémisphère cérébral du côté gauche a été enlevé. On voit en C le moignon de son arbre fibreux.

Les autres lettres de cette figure désignent des parties précédemment expliquées.

FIGURE 2e.

Dans cette figure, l'hémisphère du côté droit a été divisé au même niveau que celui de la figure 1re. On a divisé avec lui la moitié correspondante du noyau cérébral.

On voit en H′ le tronc fibreux qui fait suite à la région fasciculée du pédoncule et qui se trouve compris dans l'épaisseur des cotylédons du corps strié. H montre les prolongements de ce tronc fibreux à leur sortie du noyau cérébral; H″ H″ H″, les prolongements de ce tronc fibreux dans les deux circonvolutions de deuxième ordre.

N N, circonvolutions de la face interne avec leurs parties fibreuses issues du ruban fibreux de l'ourlet D.

A, face profonde de la couche superficielle du quadrilatère perforé. *g g*, couche fibreuse de la saillie centrale des faces latérales du noyau issue de la marge du quadrilatère perforé. V V, fibres de cette saillie centrale qui se portent à la région supérieure du corps calleux en croisant le tronc fibreux de l'hémisphère. *f*, couche fibreuse profonde des circonvolutions de l'insula. R E S, plicature de cette couche qui va s'unir, dans la circonvolution d'enceinte de la scissure de Sylvius, à des expansions du grand tronc fibreux de l'hémisphère. T U, sections des cotylédons ventriculaires. X, face ventriculaire de ces cotylédons. V, cercle fibreux de l'orifice ventriculaire. Les autres lettres se rapportent à des parties antérieurement expliquées.

PLANCHE 20.

Cette planche contient sept figures destinées à faire comprendre la structure de la partie fondamentale du noyau cérébral.

FIGURE 1re.

Cette figure montre la face inférieure de ce noyau.

Du côté gauche, l'on voit en I r r C B la partie adhérente du ruban fibreux de l'ourlet avec laquelle se combinent des radicules fibreuses du nerf olfactif marquées r r.

L'on voit en I le principe de la région verticale du ruban fibreux de l'ourlet qui se termine en R.

De chaque côté, S S désignent la saillie centrale des faces latérales du noyau.

Sur le côté droit de la même figure, l'on voit en A A' la commissure antérieure découverte; en R, des rayonnements de cette commissure dans la tubérosité de la circonvolution de l'ourlet.

FIGURE 2e.

Dans cette figure, le tronçon pédonculaire et le quadrilatère perforé sont disséqués de manière à montrer les rapports des trois faisceaux qui entrent dans la composition du pédoncule, et des prolongements de ces faisceaux avec le quadrilatère.

N, région fasciculée du pédoncule. M, son faisceau moyen retourné dans le quadrilatère, où il est caché par le tractus optique et les racines grises.

P, faisceau postérieur, se retournant sur l'arête interne du quadrilatère perforé. P', prolongement de ce faisceau à la partie moyenne de l'espace perforé.

On voit en + + des fibres de la saillie centrale S rattachées à la branche P' du faisceau postérieur. O, commissure antérieure. T T, fibres qui, des prolongements du faisceau postérieur et du faisceau moyen dans la région de l'espace perforé, se portent dans la tubérosité temporale.

FIGURE 3e.

On voit dans cette figure une partie des mêmes éléments que dans la précédente.

N, région fasciculée. M, faisceau moyen. P, faisceau postérieur pro-longé en P' dans l'espace perforé. r r, radicules blanches de l'olfactif rattachées à la branche P' du faisceau postérieur.

On voit, de plus que dans la figure précédente, en O le cotylédon extraventriculaire de la couche optique.

FIGURE 4e.

Dans cette figure comme dans les précédentes, N désigne la région fasciculée du pédoncule; M, son faisceau moyen; P, une branche du faisceau postérieur détournée dans la diagonale P' de l'espace perforé.

L'on voit en B un prolongement de cette branche du faisceau dans le crochet de la tubérosité temporale; en V, un prolongement interne de la même partie P' dans le pilier antérieur de la voûte. C C montrent le cercle fibreux de l'orifice ventriculaire étendu de V en B.

FIGURE 5e.

A, commissure antérieure avec ses rayonnements. J J, coupe médiane du corps calleux. I I, fragments du ruban fibreux de l'ourlet.

FIGURE 6e.

S, fibres divergeant de la face externe convexe du cotylédon extraventriculaire du corps strié. A A, prolongements des mêmes fibres devenues circulaires à la limite externe du cotylédon ventriculaire du corps strié.

+ +, débris des fibres de l'éventail de la région fasciculée à leur sortie du corps strié.

FIGURE 7e.

N, région fasciculée. M, faisceau moyen. P P, faisceau postérieur. P', prolongement de ce faisceau dans l'espace perforé. O, angle antérieur de la couche optique rattaché à ce faisceau postérieur. A A A, bandelette demi-circulaire émanée du même faisceau, séparée de la couche optique, et relevée. R R, rayonnements fibreux de la couche optique passant sous la bandelette demi-circulaire.

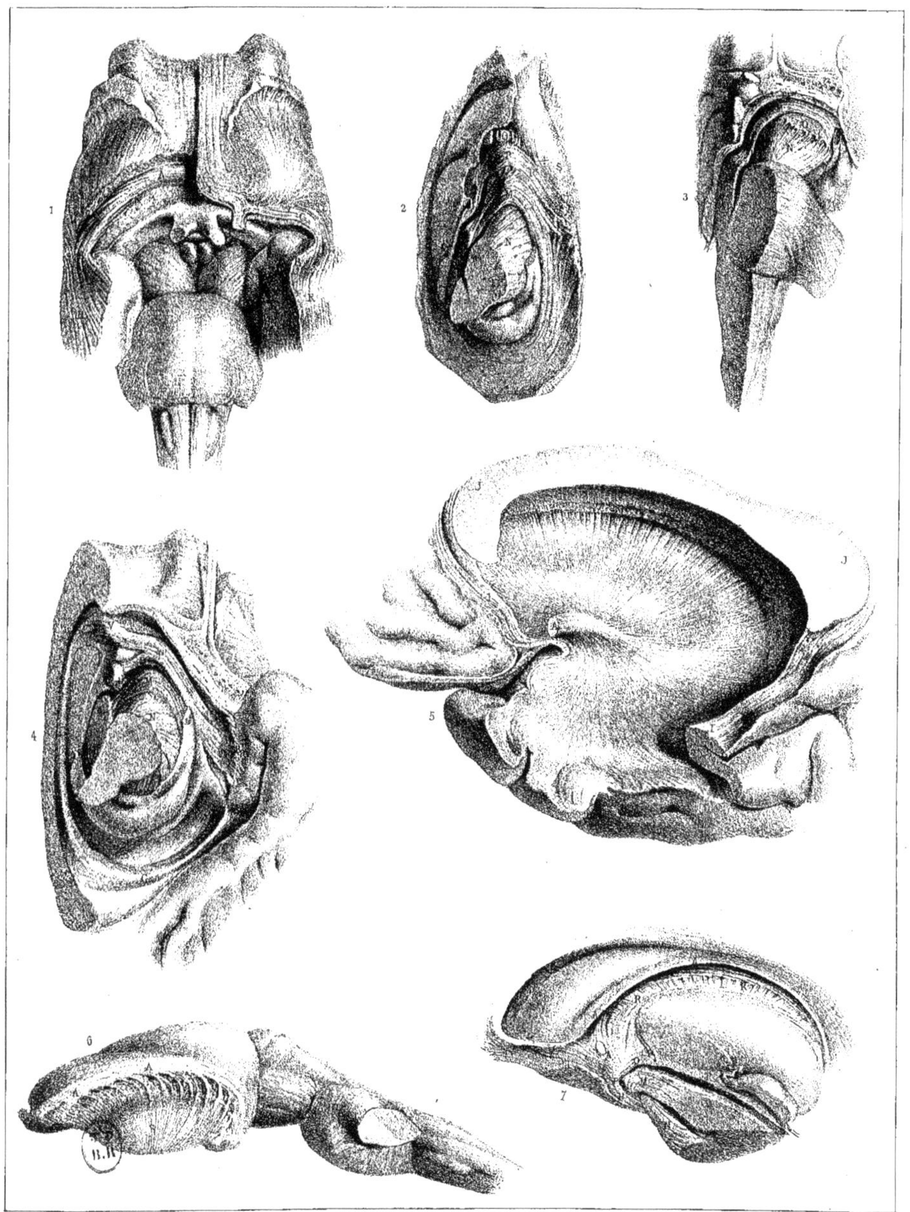

1
2
3
4
5
6
7

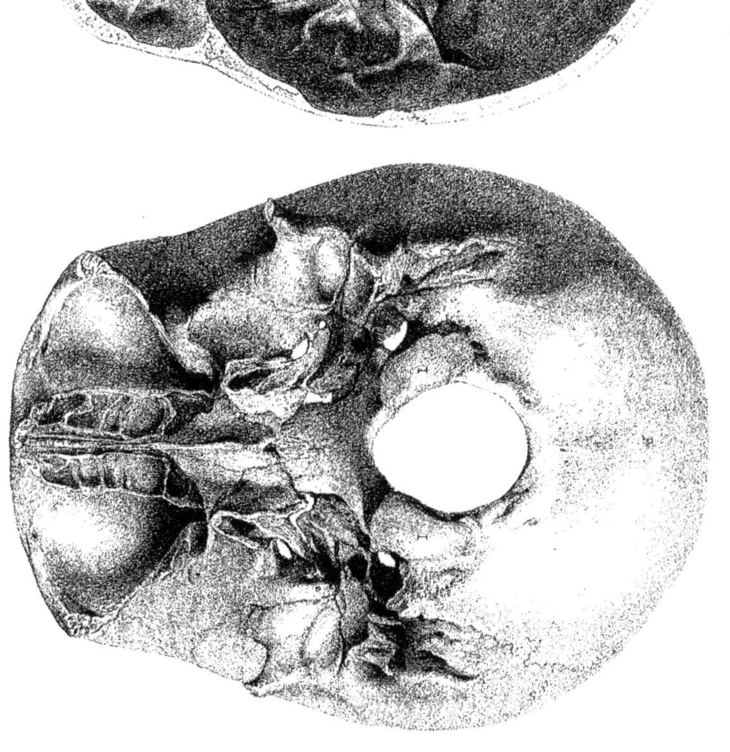

Dessiné d'après nature par F. Bion.
Lith. d'Artus rue de la Harpe.&c
Pl. 21.
Fig 1
Fig 2

PLANCHE 21.

Cette planche contient deux figures destinées à faire comprendre la structure de la base du crâne.

<table>
<tr><td>

FIGURE 1re.

Base vue en dehors.

A , quadrilatère central. A D, rayon antérieur. A B, rayon latéral antérieur. A E C, rayon latéral postérieur. A I I F, rayon postérieur ouvert dans l'intervalle de I I, condyles de l'occipital.

</td><td>

FIGURE 2e.

Base du crâne à l'intérieur.

1, quadrilatère central. 1-5, rayon antérieur. 1-2, rayon latéral antérieur. 1-3, rayon latéral postérieur. 1 + + 1, rayon postérieur ouvert en + + par le trou occipital.

</td></tr>
</table>

Cette planche représente un crâne déformé à la française.

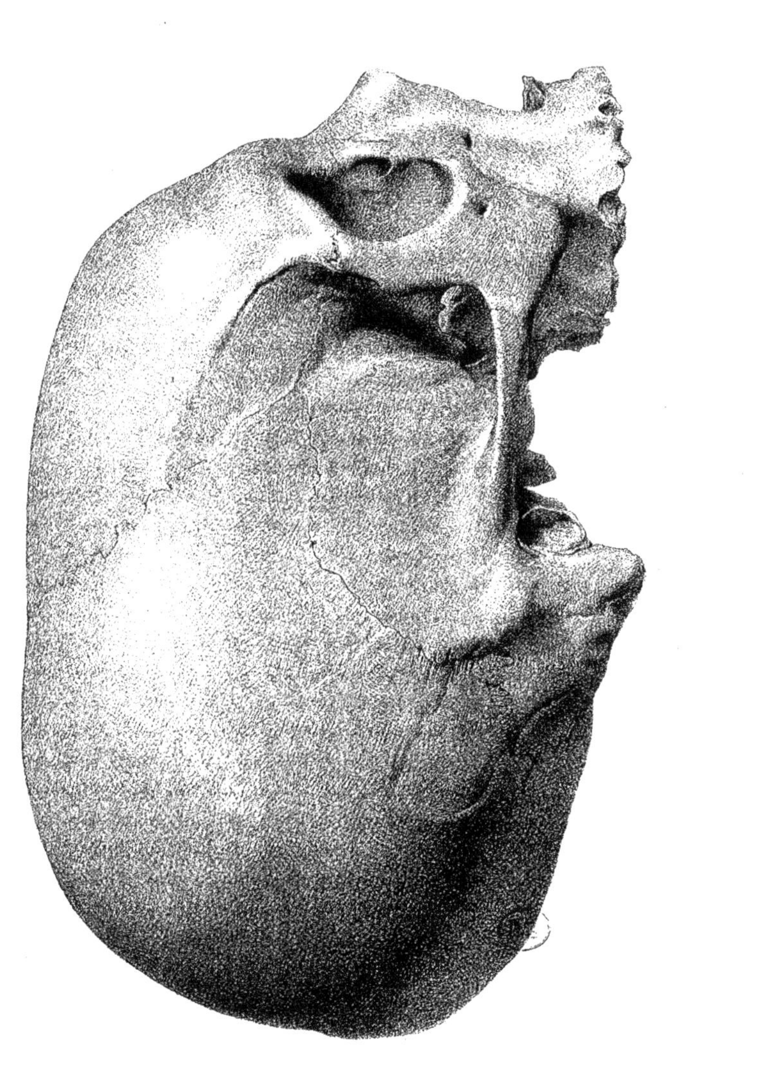

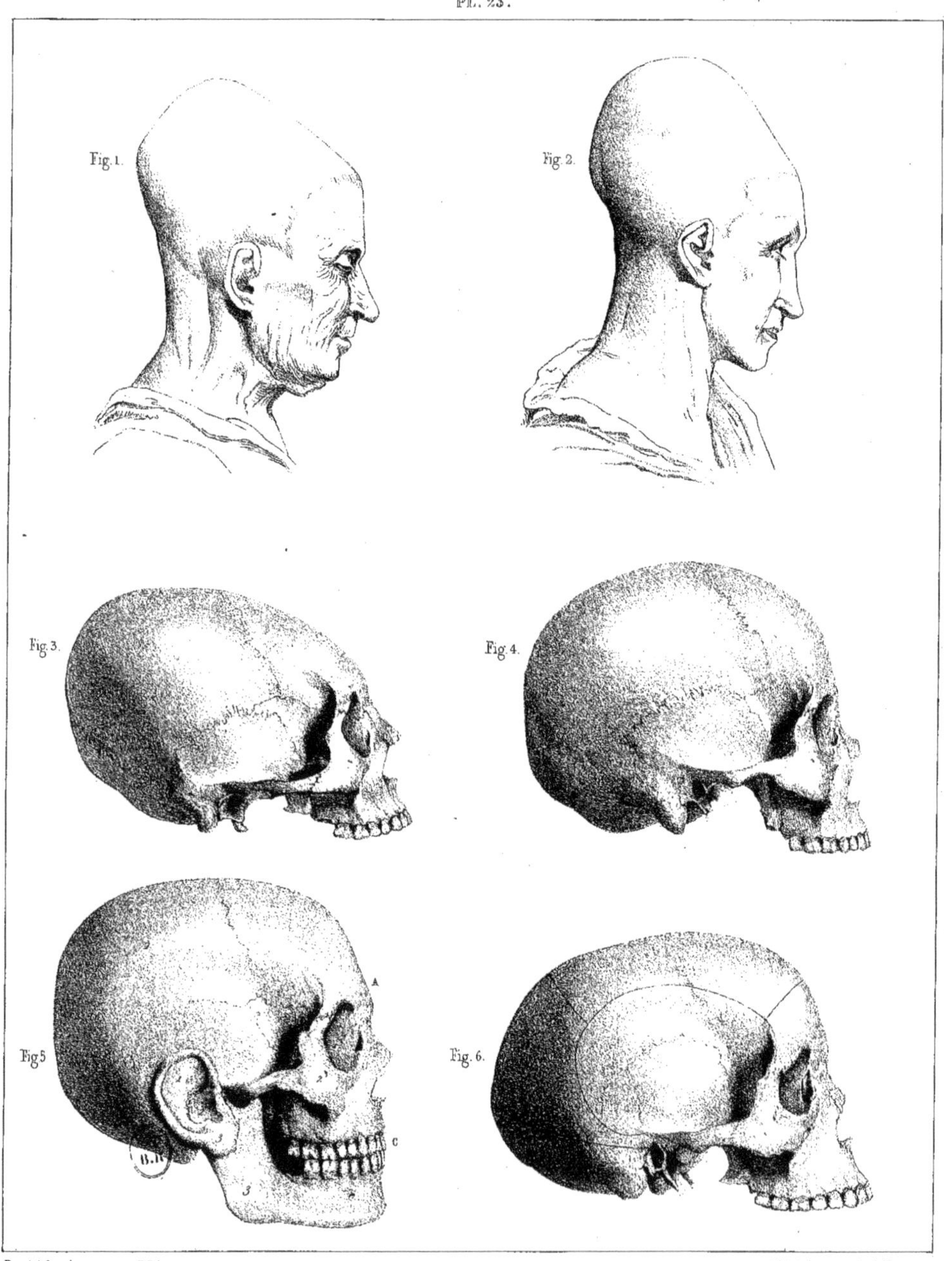

Fig. 1.
Fig. 2.
Fig. 3.
Fig. 4.
Fig 5
Fig. 6.

PLANCHE 23.

Cette planche contient six têtes.

La figure 1re et la figure 2e représentent deux têtes normandes défor-
mées.

La figure 3e, une tête déformée d'Indien de l'Amérique du nord.

La figure 4e, le crâne d'un aborigène de Californie.

La figure 5e montre une tête osseuse entière avec l'oreille externe. Cette figure est destinée à faire comprendre les rapports de forme de la tête avec celle de l'oreille externe.

La figure 6e représente un crâne de nègre.

www.ingramcontent.com/pod-product-compliance
Ingram Content Group UK Ltd.
Pitfield, Milton Keynes, MK11 3LW, UK
UKHW022343130726
13694UKWH00006B/1174